ANTHROPOSPERMIE

À QUOI BON ?

STÉPHANE ANTÉNÉANT

ANTHROPOSPERMIE

roman

Dépôt légal : juillet 2022
ISBN : 978-2-494059-02-3

Illustration : Georges Méliès, Le voyage dans la Lune

Pour Hélène-Emmanuelle

Nous causâmes aussi de l'univers, de sa création et de sa future destruction ; de la grande idée du siècle, c'est-à-dire du progrès et de la perfectibilité, et, en général, de toutes les formes de l'infatuation humaine. Sur ce sujet-là, Son Altesse ne tarissait pas en plaisanteries légères et irréfutables, et elle s'exprimait avec une suavité de diction et une tranquillité dans la drôlerie que je n'ai trouvées dans aucun des plus célèbres causeurs de l'humanité. Elle m'expliqua l'absurdité des différentes philosophies qui avaient jusqu'à présent pris possession du cerveau humain, et daigna même me faire confidence de quelques principes fondamentaux dont il ne me convient pas de partager les bénéfices et la propriété avec qui que ce soit. Elle ne se plaignit en aucune façon de la mauvaise réputation dont elle jouit dans toutes les parties du monde, m'assura qu'elle était, elle-même, la personne la plus intéressée à la destruction de la superstition, et m'avoua qu'elle n'avait eu peur, relativement à son propre pouvoir, qu'une seule fois, c'était le jour où elle avait entendu un prédicateur, plus subtil que ses confrères, s'écrier en chaire : Mes chers frères, n'oubliez jamais, quand vous entendrez vanter le progrès des lumières, que la plus belle des ruses du diable est de vous persuader qu'il n'existe pas !

Baudelaire
Le Spleen de Paris (Le joueur généreux)

ANTHROPOSPERMIE

PREMIÈRE PARTIE

1

*Au vingt-quatrième siècle, les hommes se battent encore. La frontière est maintenant celle de l'espace. Sur la ligne qui sépare le territoire des Planètes Terriennes et celui du Grand Empire Galactique, le capitaine Lasalle fait face aux commandes de l'*Astrolabe.

La diplomatie échoue depuis près d'un siècle. Une nouvelle fois la bataille fait rage. Mais, le capitaine Lasalle est en route pour une mission secrète qui pourrait ramener enfin la paix dans la Galaxie. Voici son histoire...

*

— Alerte jaune ! réclama le capitaine Lasalle, immédiatement après que l'*Astrolabe* avait achevé son bond supraluminique. Soyons sur nos gardes !

— Alerte jaune ! répéta le lieutenant Karsy, l'officier tactique de l'*Astrolabe*.

La sirène résonna et toute la passerelle s'assombrit.

— Navigation au rapport !

— Nous y sommes, Mon Capitaine. Coordonnées 84538.2 par 14785.6, dit le lieutenant Sydoine.

— Une nouvelle fois, nous sommes à bon port ! ponctua le capitaine Lasalle.

Cette phrase était typique d'un leitmotiv qui se répétait toujours, mission après mission. C'était aussi devenu un tic invoqué pour conjurer le mauvais sort.

— Je prends la manœuvre ! ajouta le capitaine Lasalle.

— La manœuvre est à vous Mon Capitaine ! répondit le premier officier Mensch.

— Stoppez les machines ! Tactique au rapport !

— Rien au scope ni au luminar, dit le lieutenant Karsy.

— Balayage subscope !

— Rien non plus, Mon Capitaine.

— Navigateur ! Confirmez !

— Je collationne : coordonnées 84358.2 par 17485.6, répéta le lieutenant Sydoine.

Le capitaine Lasalle fronça les sourcils et se retourna vers le lieutenant Sydoine avec un commentaire hésitant au seuil des lèvres quand, soudainement, la passerelle se mit à trembler.

— Vous avez senti ça ? s'exclama le capitaine Lasalle. Tout semble se déformer comme sous l'effet d'une onde métrique sur de l'eau, sauf que là, le métal se déforme aussi ! Comme s'il était liquide. Qu'est-ce que c'était ?

— On a été frappé à bâbord ! dit le premier officier Mensch.

— Tactique au rapport !

— Aucun vaisseau en vue. Rien dans l'écho au subscope...

— Vérifiez en spectre complet !

— Je confirme. Pas d'écho ! Pas d'énergie résiduelle. Pas de fluctuation du vide. C'est comme si ce n'était pas arrivé... On dirait... un choc hyper-luminique ! Mon Capitaine, dit le lieutenant Karsy.

— Un choc hyper-luminique ! C'est impossible ! Cette technologie n'existe que sur le plan théorique, dit le capitaine Lasalle tout en dévisageant le côté gauche de la passerelle.

— Détection d'écho ! Fluctuation du champ rétrograde confirmé. Les boucliers ont été pulvérisés. Aucun doute n'est permis, ponctua le lieutenant Karsy.

Le lieutenant Karsy ne pouvait pas s'empêcher de triompher, car c'était un partisan de longue date de la théorie hyperluminique à énergie négative.

— Quand je pense à tous ceux qui ne me prenaient pas au sérieux à l'académie militaire lorsque je disais qu'on pourrait exploiter cette théorie pour en faire une arme tactique de grande envergure ! Dans le voyage supra-luminique, il se produit toujours un écho détectable par l'avant, comme dans le cas d'un trou de ver qui s'ouvre obligatoirement des deux côtés du canal simultanément, ce qui permet d'éviter les paradoxe de causalité. Mais l'hypothèse du transfert hyper-luminique est une théorie non causale du transport d'énergie, ce qui implique que l'écho vienne par l'arrière de l'événement ! Nous en avons maintenant la preuve !

— Intercom ! Rapport avaries ! interrompit le capitaine Lasalle qui, le regard courroucé, voyait d'un mauvais œil le fait d'engager une controverse scientifique en pleine embuscade, qui plus est en dandinant.

— Ponts 8 à 12 touchés, systèmes vitaux compromis, plusieurs blessés acheminés vers l'infirmerie, peut-être un mort, confinement et évacuation en cours, dit l'officier des communications, l'enseigne Katia Aubrac.

— Pute borgne ! s'écria le capitaine Lasalle en dévisageant ses subalternes. Comme je l'avais pressenti, c'était donc bien un piège ! Manœuvre d'évasion par un saut de dix micro-parsecs, par azimuth oméga !

— Les Machines réclament cinquante seconde de remise en ligne des bobines Boppe-Cerdan, dit l'enseigne Aubrac. La surcharge a provoqué la mise en sécurité et l'arrêt d'alimentation.

— Passez outre ! Mensch confirmez !

— Passez outre ! enchérit Mensch. Je confirme !

— Le second maître Vigor indique que ça ne sert à rien, et qu'il ne peut pas aller plus vite que la machine, dit l'enseigne Katia Aubrac.

— Tactique ! Options ? dit le capitaine Lasalle.

— Je suggère une manœuvre dilatoire paracyclique de Markov.

— Engagez ! Ça va secouer ! Intercom : Alerte rouge ! Aux postes de combat.

Une autre sirène caractéristique retentit sur la passerelle.

« À tout l'équipage et aux personnels civils ! Aux postes de combat ! Je répète, aux postes de combat ! Ceci n'est pas un exercice ! » proclama l'enseigne Aubrac dans son combiné.

Aussitôt, les amplificateurs grésillèrent et un nouveau choc frappa le vaisseau.

— Vous avez vu ça ? On dirait que les oscillations de la structure sont encore plus violentes ! Rapport tactique !

— Nouveau choc hyper-luminique dans le c... euh à la poupe, dit le lieutenant Karsy.

Le capitaine darda le lieutenant Karsy avec son œil noir.

— Rapport avaries !

— Nous avons perdu le hangar à navettes tactiques, dit l'enseigne Aubrac. Champ de confinement opérationnel. Énergie en chute rapide. Le quartier-maître Todt réclame de l'assistance !

— Procédez par l'envoi d'une équipe de sécurité ! Orientez l'énergie vers les armes et les systèmes de survie ! Mensch à vous les opérations de secours !

— À vos ordres, Mon Capitaine, dit le premier officier Mensch avant de quitter la passerelle en se précipitant.

— Tactique ! Où en est la manœuvre d'évasion ?

— Les bobines Boppe-Cardan sont à nouveau hors-ligne. Deux minutes.

Le capitaine Lasalle poussa un souffle de gorge très court, et leva les yeux au plafond.

— Intercom passez-moi les Machines !

— Les Machines sont déconnectées ! Impossible de les joindre, dit l'enseigne Katia Aubrac. Tout le système de communication interne est parasité ! Condensateurs de purge activés ! Retour à la normal dans quinze secondes.

— Quoi ? dit le capitaine Lasalle.

L'enseigne Aubrac se rapprocha pour répéter. Aussitôt, le capitaine Lasalle fit une volte et percuta de plein élan l'énorme poitrine de Katia Aubrac. Elle vacilla et manqua de tomber. Au lieu de la rattraper, le capitaine Lasalle la repoussa encore plus violemment.

— À votre poste Enseigne ! s'écria-t-il. Et passez-moi les Machines nom de dieu !

— Purge terminée ! Communications rétablies ! dit-elle, avec ce ton de celle qui dirait : « Allez-vous faire foutre ! »

— Second-maître Vigor au rapport !

— Les bobines Boppe-Cerdan sont à mi-charge, Mon Capitaine.

— Vigor, vous avez une minute. On ne supportera pas un nouveau choque hyper-luminique.

— Ouais... Mon Capitaine !

— Tactique ! Où en est la triangulation quantique ?!

— Probabilité de faire mouche à 56%.

— Combien de tirs est-ce qu'on peut faire ?

— Tubes six et sept chargés et parés, tous les autres sont en surcharge magnéto-photonique.

— Frappe immédiate par le tube six et sept, par tir direct dans l'angle de phase de Marsen-Duchamp. Feu sur mon ordre.

— Paré !

— Feu !

— Rapport !

— Aucun écho retour.

— Amplification des manœuvres dilatoires de 20 % ! Purge magnéto-photonique complète des tubes en surcharge ! Recharge immédiate de tous les tubes !

— À vos ordres ! La purge va prendre encore une minute, Mon Capitaine.

— Machines au rapport ! Il nous faut les bobines maintenant !

— Trente secondes, dit le second-maître Vigor.

— Faites-moi sauter toutes les sécurités !

— Désoccultation par tribord d'un vaisseau de classe *Krog* ! s'écria le lieutenant Karsy.

— Rapport !

— Pas de fluctuation d'énergie dans le conduit torpilleur. Ils sont parés à tirer une ogive Armageddon !... Déclenchement d'un tir direct détecté !... Impact dans huit secondes.

— Impulsion d'urgence ! Émission d'un Bang ! Contre-mesures ! Manœuvre dilatoire !

— Contre-mesures expulsées !

La passerelle s'assombrit et une fumée diffuse l'envahit.

— Ogive interceptée ! Explosion à moins de cinq cent mètres !

— Machines au rapport !

— L'onde de choc a grillé les bobines ! Plus de saut possible avant plusieurs heures de réparation.

— Tactique ! Je veux une solution de tir dans cinq secondes.

— Les tubes sont en cours de purge.

— Impulsion Gaser ?

— Ça pompera la moitié de l'énergie des tubes.

— À mon ordre !

— Hay !

— Feu !

— Évadé ! L'ennemi se repositionne pour un nouveau tir. Fluctuation d'énergie dans le conduit torpilleur.

— Tactique au rapport !

— Tubes toujours en charge.

— Nouvelle impulsion Gaser ?

— Ça mettra en arrêt les tubes... Le dernier tir nous a pompé toutes les réserves d'énergie.

— Amplifiez les oscillations de la manœuvre d'évitement ! Nouveau Bang ! Contre-mesures à mon ordre !

Les manœuvres dilatoires éprouvaient toujours les organismes et, comme souvent, l'enseigne Katia Aubrac se mit à vomir.

— Pic au subscope ! Accroissement exponentiel d'un champ de particules optroniques ! Ils se préparent à tirer une ogive *Némésis* ! s'exclama le lieutenant Sydoine.

— État des boucliers déflecteurs ?

— Hors service depuis le premier assaut. Resynchronisation impossible.

— Alors c'en est fini ! Messieurs, Madame, ce fut un honneur de défendre les Planètes Terriennes et plus encore de servir avec le meilleur équipage de la Galaxie. J'aimerais avoir un bon mot mais : à Dieu vat ! Et puissent d'autre hommes achever ce que nous n'avons pu accomplir !

— Attendez ! s'exclama le lieutenant Karsy. Si je puis me permettre, Mon Capitaine ! Nous avons assez d'énergie pour provoquer une impulsion d'inflatons sous la limite de Chorovski.

— Vous savez ce qui se passera si on dépasse la limite ? N'est-ce pas ?

— Oui, un incident Lemaître.

— Un putain de *Big Bang*, vous voulez dire !

— C'est un risque à prendre.

— Une erreur de calcul et on peut tout anéantir sur des dizaines de parsecs !

— La probabilité de dépasser la limite de Chorovski est à moins de un pour mille !

— Combien de temps pour orienter le *déphaseur quantique à résonances d'inflatons* ?... Oh puis merde ! J'en ai marre de ces conneries ! Coupez bordel !

Aussitôt, tous les visages se détendirent.

— Coupez ! enchérit Stan Durand. Qu'est-ce qui ne va pas Toto ?

— Tout ! Bordel ! Rien de rien ne va ! J'en peux plus de ces dialogues à la con ! répondit Toto Montbriard, alias le capitaine Lasalle.

Stan Durand fit un rictus en forme de moue.

— Viens, allons dans ta loge pour discuter... Quinze minutes de pause ! cria Stan Durand. Maquillage ! Technique ! Lumières ! Remise du plateau en place ! On reprend dans quinze... non quatorze ! Quatorze minutes !

Stan Durand fit signe à Marie Lewinski — productrice exécutive pour le compte des studios *Disflix* — de les rejoindre.

— Ah non, pas elle, hein ! dit laconiquement Toto Montbriard.

— Tu sais bien que je n'ai pas le choix. Tu as beau être *producteur exécutif*, c'est elle la patronne.

— Putain de métier de merde...

Aussitôt dans la loge, et tandis que Toto se servait un grand verre de rhum, Stan Durand demanda :

— Bon alors qu'est-ce qui ne va pas ? Nous t'écoutons.

— Mais, Stanislas ! Ouvre les yeux ! Y a rien qui va putain : entre l'autre trou du cul qui n'est pas capable de répéter deux fois les mêmes nombres à quatre secondes d'intervalle, le baltringue qui dit « Boppe-Cardan » au lieu de « Boppe-Cerdan » une fois sur deux, cette connasse avec ses gros nibards... et ce putain de scénariste qui nous a encore inventé une arme magique pour nous tirer d'affaire... la semaine dernière c'était quoi déjà ? Ah oui, le *déflecteur symétrique à anti-polarons* ! Il est passé où d'ailleurs ce connard ? Il faut qu'il rectifie deux trois dialogues pour demain. Je lui ai laissé trois messages hier et il ne m'a toujours pas rappelé... Pour qui il se prend ce merdeux ?

— Écoute, il faut absolument qu'on finisse de tourner, dit Marie Lewinski.

— On n'est même pas à mi-saison, putain... Je savais que vingt-trois épisodes, c'était n'importe quoi. Plus personne ne fait ça... Je ne te l'avais pas dit Stanislas ?

— Bon, il faut qu'on y retourne... dit Stan.

— Quoi Stanislas ? Je ne te l'avais pas dit ?

— Tu me l'avais dit, Toto.

— Bon... Y aurait pas au moins une solution pour flinguer l'enseigne Katia Aubrac ? Parce que là, je ne peux plus la blairer cette connasse. Franchement ! Se faire refaire les nichons en pleine saison ! Entre deux épisodes ! Et en plus pour passer d'un bonnet B à un bonnet E ou F !... Rien qu'avec ça on aurait dû la vidanger... Non seulement elle joue comme un pied, mais elle est infoutue de tenir sa position sur le plateau !

— Tu sais qu'elle est sous contrat avec *Disflix*. Et que selon les *data*, les abonnements ont augmenté grâce à elle. Sa présence a même propulsé la série dans le top 5 de nos produits chez les jeunes et les femmes.

— Non... non... non... La série était déjà dans le top 5 global... Ne me la fais pas !

— Elle nous aide à nous maintenir et à recruter d'autres abonnés. Nous avons beaucoup de projets en cours avec elle, contredit Marie Lewinski.

— Heureusement qu'on est dans une connerie de *soap* intergalactique à la mords-moi-le-nœud et qu'on peut résoudre tous les problèmes avec des accidents de téléporteur ou un virus mutant à la con...

— Il faut qu'on continue à tourner là... s'impatienta Marie Lewinski. Je sais que c'est épuisant et que tout le monde est fatigué, mais il faut que tu te reprennes. Tu es aux commandes Toto, et si tu flanches, tout le monde en pâtit.

— Et le scénariste, alors ?... On ne peut rien faire non plus pour le virer celui-là ?

— Non, c'est pareil. Coco sera bientôt sous contrat avec *Disflix*, et tu sais bien qu'il est là depuis le début. C'est même le seul, avec toi, à maîtriser la continuité du scénario. Il est casse-pieds, mais il est quand même au dessus du lot.

— Putain, sans déconner, il faut que vous fassiez un geste là... et que vous me viriez quelqu'un... hein... qui vous voulez...

À ce moment le téléphone de Toto Montbriard se mit à vibrer. Le nom « Turcotte » s'afficha.

— C'est Coco qui te rappelle ? demanda Stan.

— Non c'est ce connard de Turcotte, répondit Toto. Il faut que je le prenne.

Toto Montbriard décrocha aussitôt, dit « une seconde... », et posa le combiné sur sa poitrine en dardant Stan et Marie.

— OK, on reprend dans cinq minutes, dit Stan.

— Ne tarde pas, ajouta Marie. Je te rappelle que le moindre dépassement d'un quart d'heure nous coûte les yeux de la tête.

Marie Lewinski et Stan Durand sortirent, tandis que Toto remit le combiné à l'oreille tout en se servant un autre verre de rhum.

— Ouais P. D. ? dit-il.

— Ce soir vingt heures ? demanda Pierre-Denis Turcotte.

— Quoi ce soir ?

— Colorado m'a enfin fait porter le scénario du prochain épisode.

Toto souffla.

— Oui... d'accord.

— Chez toi ?

— Nulle part ailleurs.

— T'auras des stimulants ? Ou j'en apporte ?

— J'aurais ce qu'il faut. Mais tu peux venir avec ce que tu veux. Bon... Il faut que j'y retourne avant que l'autre connard se mette à brailler dans son mégaphone.

De retour sur le plateau, après un détour par les toilettes, Stan Durand fit signe à son assistant, qu'il appelait Bidule, comme tous les stagiaires-assistants qu'on lui imposait périodiquement :

— Bidule ! Va me chercher Colorado Duluth, Toto veux rectifier deux ou trois dialogues. Faut voir ce qu'on peut faire pour le calmer un peu. L'autre option, ça serait que je te vire.

— Mais... balbutia Bidule. Monsieur Duluth est rentré chez lui !

— Ah ouais... Carrément ?

— Il a dit un truc pas clair et il s'est barré...

— Putain ! Et toi, tu ne me dis rien ? Mais à quoi tu sers ? Hé Lewinski ! Ça sera aussi dans son contrat à Colorado Duluth ? De faire ce qui lui chante ? Du coup, je vire Bidule ou pas ?

Marie Lewinski fit un signe de tête interrogatif. Au même moment, ponctuel, reparut Toto Montbriard.

— Lewinski ! Regarde ce que c'est qu'un professionnel ! On voit tout de suite qu'il a fait du théâtre. Chez ces gens-là, le rideau se lève toujours à l'heure ! Que tout le monde en prenne de la graine !

Marie Lewinski fit un autre signe où elle déniait de la tête en plissant les yeux et retroussant les lèvres. Bidule en profita pour disparaître.

— Laisse tomber ! se reprit Stan. Maquillage ! Une beauté pour notre capitaine Lasalle. Retouchez-moi aussi l'enseigne Aubrac. Et Tanja ! Reste à ta place ! Et pas d'initiative ! Tout le monde n'est pas encore habitué à la géométrie particulière de tes nouveaux obus de 70.

— Quoi ? interrogea Tanja van Hove, alias Katia Aubrac.

— Rien ! Suis le script et tout ira bien entre nous ! Prise de vue au rapport !

— On est prêts.

— Son au rapport ?

— Putain, il se prend pour le capitaine Lasalle ou quoi ? murmura Tanja van Hove.

— Son OK ! répondit un vague ingénieur.

— Script : on en était où ?

— « Combien de temps pour orienter le *déphaseur quantique à résonances d'inflatons* ? », dit Sarah Broutille, la *script-girl*.

— OK... fais-voir...

Sarah lui tendit énergiquement ses notes.

— Putain c'est illisible... Bon... on reprend à « Si je puis me permettre, Mon Capitaine. Nous pouvons provoquer une impulsion d'inflatons sous la limite de Chorovski »... Non attendez !... On va reprendre sur Toto : « bla bla... Messieurs, ce fut un honneur de défendre les Planètes Terriennes bla bla bla... » Tu nous fais une bonne tête bien tragique ! C'est bon pour toi Toto ?

Toto Montbriard souffla un grand coup tout en levant le pouce en l'air.

— OK ! Comme des pros hein ! Plateau en place !... Tanja à ton poste !... On n'attend plus que toi...

Stan jeta un œil vers l'écran de contrôle.

— Script, tu donnes la réplique !

— « C'en est fini ! Messieurs, Madame, ce fut un honneur de défendre les Planètes Terriennes et plus encore de servir avec le meilleur équipage de la Galaxie. J'aimerais avoir un bon mot mais : à Dieu vat ! Et puissent d'autre hommes achever ce que nous n'avons pu accomplir ! » scanda Sarah Broutille, comme si elle mâchait du chewing-gum.

Toto Montbriard leva les yeux au plafond.

— Et dans cinq... quatre... trois... Et... Action ! cria Stan Durand.

Aussitôt, l'œil brillant du capitaine Lasalle reparut sur le visage de Toto Montbriard, tout à fait résolu, pour sauver sa peau et celle de son équipage, à faire usage du « *déphaseur quantique à résonances d'inflatons* », qui, avec un risque de un pour mille, pourrait mettre un terme à cette guerre tout en expédiant au moins la moitié de la Galaxie dans le grand néant.

2

De retour chez lui après une nouvelle journée de tournage éprouvante, Toto Montbriard restait d'une humeur sombre. Il l'était en réalité depuis cinq ans, à des degrés divers, depuis ce jour funeste où il avait accepté de devenir le si noble *Capitaine Lasalle*, dans le premier *soap* galactique français produit par *Disflix*, cette société sino-américaine et tentaculaire, ayant terminé sa conquête au point d'avoir désormais la main mise sur près de la moitié de la création audiovisuelle mondiale.

Contrainte pendant un temps par des autorités locales soucieuses envers l'acculturation galopante, pour des raisons politiques plutôt périlleuses, et aussi au prétexte de l'« exception culturelle », *Disflix* avait dû se résigner à produire des fictions dans le goût des diverses particularités européennes. De manière inattendue, le succès avait été au rendez-vous, et une série comme *Capitaine Lasalle*, initialement conçue à moindre frais, par dérision, et avec un certain kitsch, était devenue, comme le rappelait Marie Lewinski, un produit phare, trônant depuis sa sortie dans le *top 5* de la déclinaison française de *Disflix*.

Dans d'autres pays, des productions comparables avaient connu un même succès. Il n'était pas rare que ces fictions s'exportent aussi, et le *Capitaine Lassalle* ou *Néo Germanicus* ou encore *Athéna 2025* avaient été plébiscitées hors de France, d'Allemagne, ou de Grèce, à peu près partout en Europe et dans le monde, sauf aux États-Unis qui restaient, vus de ce côté de l'Atlantique, une *Alter Terrae* bien particulière. Le fait était maintenant établi que le *Destin Manifeste* s'abîmait comme prévu dans la phase finale de la décadence. Le désastre gagnerait bientôt aussi l'Europe et, à coup sûr, *Disflix* était dans ce contexte un agent d'avant-garde qui ne rencontrait aucune résistance dans la contre-culture, tout entière soumise au primat de la sensibilité contre la justice ou la raison.

Il y avait encore quelques années, Toto Montbriard croyait appartenir à un autre monde que celui qui le retenait désormais prisonnier : ce néant, qu'il avait vu croître avec mépris — tout comme Carthage contempla imprudemment Rome —, avait maintenant étendu son empire en exerçant cette vengeance implacable qui ne se contente pas de conquérir, mais aussi de stériliser tout ce qui autrefois faisait la fertilité des terres vaincues.

Les plateformes telles que *Disflix*, devenues incontournables, avaient réinventé le métier. Comme les grands éditeurs avaient créé leurs propres ateliers d'écriture pour fabriquer des produits standards et prendre des scribouillards sous contrat, les grandes plateformes de production audiovisuelles avaient leurs écoles où ils offraient des contrats semblables à des acteurs et des scénaristes de tout poil — ce qui permettrait aussi de maîtriser l'échelle des salaires dans une profession paupérisée où les vedettes sont transitoires et, à quelques exceptions près, ne font jamais carrière en dehors de la brève occasion qui les a mis en lumière.

Ainsi, dans la hiérarchie qui va du bon au mauvais goût, depuis le théâtre jusqu'au *streaming*, en passant par le cinéma puis la télévision, et si on exclut la caste des intouchables se livrant à la capsule publicitaire, rejoindre l'une de ces grandes plateformes de *streaming* avait été, pour un acteur de la trempe de Toto Montbriard, une véritable descente aux enfers.

Hélas ! comme l'exige la mode des temps soumise à l'atomisation jusqu'à la dissolution, aucun Virgile ne s'était offert pour l'y guider et les lui faire traverser sans trop d'encombre. Toto Montbriard s'y trouvait maintenant perdu et au bord de l'épuisement. Il spiralait depuis lors dans quelque cercle sans véritable repère, que même Dante n'aurait pas pu imaginer.

D'ailleurs, Toto Montbriard pensait avoir touché le fond dans sa propre estime, réduisant à une farce grotesque la quête du prestige, débutée il y avait longtemps, quand, non sans vanité, il avait reçu le *Molière* du meilleur espoir masculin pour son rôle dans *Bérénice*, confirmé deux ans plus tard par une nouvelle récompense pour son interprétation dans *Britannicus*. En effet, il était arrivé un moment où, lui aussi s'était replié sur la publicité dont les cachets pouvaient être conséquents.

Comme les grands anciens de l'*Astrolabe*, le capitaine Lasalle avait un goût prononcé pour le rhum, aussi Toto Montbriard avait cédé au dernier degré de l'ordre comédien en acceptant de devenir l'image commerciale d'une marque de rhum de l'île de la Réunion, très bon au demeurant, qu'il promouvait encore par tout moyen publicitaire. Les ventes s'étaient envolées et avaient contribuer à remettre le rhum à la mode chez les jeunes, pour qui les offres de stupéfiants divers ne manquaient pas.

Reconnaissante au delà des aspects contractuels, chaque année, l'équipe commerciale faisait expédier à Toto Montbriard plusieurs caisses de ce délicieux rhum ; si bien que l'acteur avait fini par adopter les manies du personnage.

Cependant, l'alcool abrutit, quand Toto aurait hélas besoin de beaucoup d'énergie, aussi faisait-il fréquemment appel à un « pharmacien » iconoclaste pour l'obtention d'un cocktail à base de *trifalgon*, une drogue de synthèse apparue pendant les jeux olympiques de Paris.

En mêlant, alcool, opiacés, et psychotropes, Toto Montbriard décuplait sa force de travail, et c'était bien le moins qu'il fallait pour digérer les scénarios sélectionnés pour les prochains tournages qui s'enchaînaient au rythme d'un épisode toutes les semaines.

En effet, lorsque le tournage d'une saison démarrait, la production n'avait que quatre ou cinq épisodes écrits d'avance, et tout se faisait au fil de l'eau, ce qui, par la force des choses, laissait une grande liberté d'improvisation, et par là même, augmentait le risque d'incohérences ; risque encore accru par l'absence de continuité dans l'équipe des scénaristes, à l'exception de Colorado Duluth, qui s'imposait comme « la mémoire de la série ».

En devenant le *Capitaine Lasalle*, puis l'un des nombreux

« producteurs exécutifs », Toto n'avait pas imaginé que son travail personnel serait bien différent de celui ayant consisté autrefois à servir un texte abouti et figé, à l'époque où il avait été l'une de ces jeunes égéries du *Théâtre Français* que le public se plaît toujours à admirer avec une certaine distance.

Il était vrai que, à une échelle supérieure, le tournage de la série ressemblait à ce qu'aurait pu être l'ambiance d'une troupe de théâtre. Mais c'était en l'espèce une illusion où il y avait au final beaucoup de brassage, peu d'amitié, et aucune loyauté.

Par exemple, Stanislas Durand n'était pas le réalisateur exclusif des épisodes de *Capitaine Lasalle*, comme aurait pu l'être un patron de troupe. Cette tâche demandait un travail surhumain, presque impossible à tenir dans la durée : un épisode en cours de tournage supposait aussi la préparation simultanée des suivants, ce qui nécessitait le plus d'effort en réalité ; quand l'image de ce qu'il doit faire est claire dans la tête du réalisateur, le tournage n'est presque plus qu'un jeu d'enfants, en particulier lorsque les acteurs sont de bons professionnels. Mais la clarté n'est accessible que grâce à la compréhension parfaite du scénario et des ressorts qui définissent les rapports entre les personnages ; là est toute la difficulté. C'est aussi ce qui mobilise la disponibilité et le talent d'un bon metteur en scène. Aussi Stanislas alternait-il la réalisation avec une autre figure du milieu : le Québécois Pierre-Denis Turcotte, qu'on appelait plus volontiers P. D. — *Pidi*. Ce dernier jouissait de l'aura d'être passé par Hollywood, d'où il s'était fait virer après avoir déféqué dans l'aquarium d'un producteur canadien, en raison d'un conflit domestique à propos des velléités d'indépendance du Québec. D'autre part, Turcotte et Durand cédaient de temps en temps la place au profit de quelques « pigistes ». Toto ou d'autres acteurs secondaires tournaient parfois des « épisodes de transition » où ils apparaissaient peu. Mais Stan et P. D. restaient les deux titulaires et se taillaient à égalité la part du lion.

Entre Durand et Turcotte, qu'il traitait indifféremment de « connards », le cœur de Toto Montbriard ne balançait pas trop.

Toto avait une préférence marquée pour le Québécois parce que, tout comme lui, P. D. n'hésitait jamais à se défoncer autant qu'il le fallait pour supporter le quotidien dominé par un rythme aussi infernal qu'impératif. Turcotte avait certes ses propre raisons d'agir, dont Toto n'avait rien à cirer, mais il préférait ce genre d'associations presque criminelles à la sobriété hygiéniste d'un conformiste résolu, tel que l'était Stan Durand. En dépit de la rigueur que Toto Montbriard croyait sacrifier à son métier, il restait attiré par le côté foutraque de Turcotte. Toto se pensait mieux être capable d'en canaliser les surprises que de frayer dans les méandres d'un Stanislas Durand jamais avare de sournoiserie, malgré son attitude patiente et bonhomme.

Ainsi, pendant la moitié de l'année, Toto Montbriard était contraint de passer le plus clair de son temps avec ces deux personnages, soit la journée pour le tournage, soit en soirée, plusieurs fois par semaine, afin de préparer l'épisode suivant. Par suite, quelle que soit son humeur, Toto Montbriard alternait les semaines de sobriété et de défonce, en fonction de qui, de Durand ou de Turcotte, tenait le plateau la journée. C'était aussi la raison pour laquelle les épisodes tournés par Turcotte semblaient de meilleure qualité, parce qu'après avoir passé la soirée avec Durand l'hypocondriaque, Toto Montbriard dormait nettement mieux, même quand il lui fallait des cachetons.

P. D. Turcotte se présenta à l'heure dite. Il était constant dans la défonce, mais restait un professionnel. À jeun, il savait aussi se livrer à une forme d'*esprit de sérieux* détestable, plutôt difficile à supporter. C'était pourquoi Toto Montbriard offrait volontiers ses pilules à son petit camarade. Aussi, dès l'arrivée de P. D., Toto partagea sans attendre un cachet de *trifalgon*. Si les effets étaient bien maîtrisés par Toto Montbriard, ils étaient assez différents chez Turcotte, qui souvent voyait sa libido attisée. Quoi qu'en disent les technos-dingos scientistes, ni la pharmacie ni la médecine ne relèvent de la science, mais restent de la démonologie *rebrandée* pour paraître sérieuse.

Toto Montbriard laissait P. D. guider la séance de travail. Après tout, c'était lui le réalisateur. Le rôle de Toto était surtout de veiller à la cohérence de l'histoire globale depuis ses origines, et aussi à ce que l'intensité dramatique, en particulier des dialogues, ne verse pas dans la caricature excessive. En réalité, il échouait assez largement sur ce dernier point.

D'autre part, Toto avait été élevé au théâtre. Il n'interprétait efficacement un personnage qu'à la seule condition de pouvoir le replacer dans le complet contexte de ses actes. D'ailleurs, il disait souvent qu'il était « acteur et pas imitateur » ; dans la taxonomie de la *possession*, autre branche de la démonologie, seule l'imitation relève du satanisme.

L'esprit divaguant, Toto était en pilote automatique quand il fut soudainement ravivé par P. D. Turcotte qui venait de déclamer avec enthousiasme :

— Attendez Capitaine ! nous pouvons utiliser le prototype du *rayon tensorielle multi-phasique M-alpha* !

— Putain, je vais le fumer cet enculé, commenta dépité Toto Montbriard.

Connaisseur de l'aversion de Toto pour les « armes magiques » surgissant inopinément dans la narration, Pierre-Denis Turcotte était hilare.

— Et on n'est qu'à la page 8 sur... 56 ! ponctua-t-il

Le demi *trifalgon* n'avait pas encore fait son plein effet alors Toto Montbriard restait un peu mélancolique. D'ailleurs, une fois sur cinq, il tombait sur un mélange frelaté. Du coup, sur la foi de sa seule expérience, Toto s'accorda aussitôt une autre dose, complète celle-ci. Et advienne que pourra !

— T'en veux un autre ? proposa-t-il à Turcotte.

Celui-ci approuva en façonnant l'une de ses moues caractéristiques et assez irrésistibles qui le faisaient toujours passer pour beaucoup plus amusant qu'il ne l'était vraiment : Turcotte avait de l'aplomb, mais il devait le succès de son intelligence d'abord à ses hilarantes mimiques.

Dès les cachets gobés cul-sec avec le rhum, Toto refit immédiatement le niveau dans les deux verres vides, et les deux hommes trinquèrent encore.

— Bon, reprenons cette merde, dit Toto.

Au même moment, retentit le bruit caractéristique du téléphone de P. D. Turcotte, assez proche du son d'une cloche. Toto songea à la chouette de Minerve ; mais sous la forme d'une chimère dotée d'un cri de corbeau.

— C'est Lewinski qui m'envoie un message. Il paraît que *Duskrumor* est en feu.

— Qu'est-ce qui se passe ? bafouilla Toto Montbriard, qui commençait à sentir les effets bien connus d'un pic de *trifalgon*.

— Tu ne l'as pas reçu, toi ?

— Non. Elle ne me tient pas au courant de tout, cette connasse.

Le bruit de cloche retentit encore

— Attends, elle vient de m'envoyer un lien. C'est une vidéo.

— Moi, je n'ai toujours rien.

— Allume ta télé, je vais la *broadcaste*.

— Putain, pour un *Tabarnak*, tu fais pas d'effort quand même, dit Toto en manipulant les habilitations sur la console de contrôle.

La séquence commençait sans image par un énorme bruit de techno germanique, sorte de *sampling* du *Zarathoustra* de Strauss, puis, après dix secondes assourdissantes, les énormes seins de Tanja van Hove, alias l'enseigne Katia Aubrac, apparurent en gros plan, suivis d'une succession rythmée de zooms et dézooms, au moment où la musique ressemblait un peu à celle des *Dents de la mer*.

En réalité, en appréciant les détails à leurs justes proportions, c'était bien l'enseigne Katia Aubrac qui était là sur l'écran, puisqu'un zoom arrière la révéla entièrement à poil, à l'exception du fait qu'elle portait les longues bottes blanches appariées à l'uniforme de la série ; ces bottes que le costumier désignait volontiers par « bottes de salope ».

Cependant, pour le remarquer en premier, il fallait faire preuve d'une discipline cognitive bien exercée, car le détail le plus prégnant restait d'abord le fait que Tanja était en train de se faire prendre en missionnaire par un type de dos, lui-aussi à moitié en uniforme de la série, mais dont on remarquait surtout les gros testicules parfaitement épilés.

— Putain de bordel de merde, mais c'est la passerelle de l'*Astrolabe* ! s'exclama enfin Toto Montbriard, qui désormais possédait un tableau complet de la scène ; restait à comprendre les coulisses.

Pierre-Denis Turcotte était aussi hilare que crispé par un rictus qui lui retroussait les babines d'une manière terrifiante.

— Putain cette gueule de Joker ! dit Toto Montbriard en jetant un œil sur Turcotte.

— Si ça c'est pas du punk ! répondit-il, les yeux maintenant exorbités, aussitôt diverti par son téléphone qui vibra encore.

— C'est quoi cette fois ?

— Lewinski m'écrit qu'ils sont en réunion de crise avec Stan et le siège à Hollywood. Elle me demande de me joindre au *call*. Rien à branler de leurs conneries !

— Si après ça ils ne la virent pas ! triomphait Toto.

Puis, Toto se leva d'un bond et se mit à boxer le vide ; ce genre de malséance ne seyait pas à sa sobriété, mais était caractéristique de l'ivresse provoquée par le *trifalgon*.

— C'est peut-être bien toute la série qu'ils vont mettre aux chiottes, hoqueta P. D. Turcotte.

— C'est sûr qu'avec ça, l'autre merdeux de Colorado Duluth va avoir du mal à nous pondre un accident de téléporteur. Putain, c'est quand même des sacrés nibards qu'elle a !

Au même moment, tandis que Tanja râlait comme une démente, une voix *off* s'exclama d'une façon hautaine et nasale :

— Machines au rapport !

Le rire de P. D. Turcotte redoubla à se démettre les côtes.

— Putain, mais ils se foutent de ta gueule ! ponctua-t-il.

Aussitôt l'ordre donné par la voix *off*, le type qui besognait l'enseigne Katia Aubrac se retira pour céder la place à un autre ; mais l'homme aux testicules lisses n'en avait pas fini et il vint se placer près du visage de Tanja au dessus duquel il commença à se branler.

— Putain de putain de merde, de volaille de merde de mes deux ! On dirait Bidule ! s'écria Toto.

— C'est qui Bidule ?

— Tu sais... l'assistant de Stanislas...

Une minute plus tard, la voix *off* s'exclama par dessus la musique :

— Navigateur au rapport !

P. D. Turcotte éclata encore de rire. Il avait maintenant les larmes aux yeux. La sur-expression des sentiments était un effet plutôt fréquent du *trifalgon* chez la plupart des sujets.

— Ils se foutent vraiment de ta gueule !

Une nouvelle substitution s'opéra bientôt, et ils étaient maintenant deux à se masturber au dessus du visage de Tanja.

Cette séquence parut la plus longue parce que Turcotte avait aussi cessé de commenter. Toto Montbriard, dont le cœur battait à tout rompre, ressentait maintenant l'apogée des effets du *trifalgon*, comme au sommet de la courbe qui donne de l'euphorie dans l'apesanteur, juste avant que ne commence la chute. Aussi ne fut-il pas surpris outre mesure de constater que Turcotte était en train de s'acharner des deux mains sur son énorme bite.

— Le tapis va en prendre un coup, commenta laconiquement Toto Montbriard.

Cependant, la comédie n'était pas finie et, à nouveau, la voix *off* cria :

— Tactique au rapport !

Le cycle bien compris, ce fut un quatrième homme qui se présenta pour saillir Tanja. Cette fois-ci, néanmoins, le tyranneau fit une tentative de passer par le cul, mais Tanja se dandina si fort que l'homme vit son audace repousser une première fois.

Pas découragé, il se mit à frotter plusieurs fois son gland contre l'anus, avant de l'enfoncer enfin, mais pas très loin.

— Putain, mais il y en a combien comme ça ! riait Toto Montbriard.

Sans paroles intelligibles mais râlant comme une bête, les yeux gonflés par l'image de la sodomie, ruisselant, sans doute à cause de la dose et demi de *trifalgon*, Turcotte s'astiquait de plus belle. D'ailleurs, P. D. fut fort déçu quand l'homme se retira rapidement, avant d'avoir poussé plus avant son pénis dans le rectum de Tanja, pour rejoindre les autres qui se branlaient toujours, tandis que Tanja se masturbait maintenant en remuant son petit cul et ses gros seins. La fin semblait proche quand, en rythme, les quatre hommes se mirent à scander à l'unisson :

— Capitaine !... Capitaine !... Capitaine !...

Totalement parti, Turcotte bondit du canapé et, tout en continuant à tirer comme un dément sur sa bite, se mit aussi à brailler :

— Capitaine !... Capitaine !... Capitaine !...

La voix *off* surgit enfin, sous la forme d'un homme revêtu du costume du *Capitaine Lasalle*, pour s'emparer à son tour de l'enseigne Katia Aubrac. Aussitôt entré en elle, le faux capitaine Lasalle s'exclama :

— Une nouvelle fois, nous sommes à bon port !

Au même moment Turcotte éjacula en poussant un cri assourdissant... imités aussitôt par les hommes sur l'écran qui douchèrent le lieutenant Aubrac dans un élan qu'aucun réalisateur n'aurait pu réussir sans faire appel à la post-production. Disons que ce genre de concordance tout à fait singulière pourrait être une preuve inédite de la réalité physique des phénomènes d'intrication quantique.

— Les enfants de putains ! s'exclama Toto Montbriard dans une scansion aussi nette que bien détachée.

Le type dans le costume du capitaine Lasalle se retira alors et éjacula aussi, avant de se retourner face caméra, pour répéter en clignant de l'œil :

— Et je n'ai pas eu besoin de mon *phaseur à résonance subtronique* !

— Bordel, mais c'est...

— Colorado Duluth ! coupa P. -D. Turcotte.

— Le fils de pute...

— Là c'est sûr, ils se foutent de ta gueule en cinémascope.

— Une nouvelle fois, nous sommes à bon port ! répéta Colorado Duluth en clignant encore de l'œil, avant que la caméra ne s'attarde sur le sourire tout collé de sperme du lieutenant Katia Aubrac, alias Tanja van Hove.

Toto Montbriard avait beau être défoncé, la fin de la séquence l'avait fait redescendre un peu. Néanmoins ce n'était pas encore assez pour que son étrange circonspection soit remplacée par une franche colère, qui n'aurait pas manqué de le saisir s'il avait été à jeun. Aussi blasé qu'il était, Toto ne supportait pas tellement que des gens qu'il méprisait copieusement se moquent ouvertement de lui.

— Si après ça, ces enculés ne se font pas tous virer, il n'y aura plus de limite... surtout pour ce merdeux de Colorado Duluth... conclut-il.

3

Dans les illusions de Toto Montbriard à propos de l'Enfer, le rôle de Virgile aurait bien pu être tenu par ce « merdeux de Colorado Duluth », si, depuis son propre bord, lui-même n'avait pas sombré dans un autre abîme. Dans la société de l'individu, il est conforme que l'Enfer soit personnel et peuplé de fantasmes exclusifs.

Au début poète et ingénieur, un peu clochardisé dans l'attitude, mais membre de l'élite ascendante des travailleurs nomades, Colorado Duluth, dont le nom de baptême était Pierre Marais, avait débuté sa carrière littéraire en publiant un court roman, grâce à l'influence d'une amie journaliste.

Le succès fut très honorable et presque inattendu. Aussi, l'impétrant s'était-il emballé dans de grandes illusions, au point de démissionner de son poste de consultant dans une grosse boite de technologie, à la fois sans territoire et parasitaire, pour se consacrer corps et âme à la production d'un pavé de mille cinq cent pages mettant en scène une sorte d'opéra burlesque avec pas moins de quarante-deux personnages. C'était un bijou, mais personne n'en avait voulu, et il avait fini par le rendre disponible à compte d'auteur. La forme et le poids étaient aussi repoussants que le fond était interchangeable.

Cette expérience fut une tombe, et nombre des commentaires ressemblèrent à ceux des braves gens qui veulent ramener Quichotte à la raison. L'objection la plus scandaleuse que Colorado avait reçue, était aussi la plus sensée : « le divertissement ne doit pas demander d'effort au lecteur. » Une telle vue trahissait également l'ampleur du malentendu et le côté profondément asymétriques des ambitions du livre, entre celui qui produit et celui qui vend.

Après plusieurs dépressions, et refusant le panache de John Kennedy Toole, Pierre Marais s'était rabattu sur le métier de scénariste, devenu l'un des plus vils et mercenaires qui soient, quand le recrutement fut même amplifié par des annonces nombreuses dans la presse spécialisée, et aussi directement auprès de France-Travail. Ainsi, Pierre Marais, qui, dans une époque d'espérance, aurait pu obtenir l'aura de Virgile, avait sombré tout à fait pour devenir Colorado Duluth.

S'il n'était pas le seul scénariste de la série *Capitaine Lasalle*, Colorado était présent depuis le pilote. Il avait créé ou influencé la plupart des personnages. Cinq ans plus tard, Colorado était le seul à maîtriser les intrigues secondaires, nouées à mesure du succès, quand les producteurs avaient décidé aussi d'effacer progressivement les aspects dérisoires et kitsch des débuts de la série, pour en faire un produit plus abouti dans la profondeur. En effet, la consistance de la narration et la densité d'une fiction tenaient aussi à la capacité qu'elle avait de maintenir vivantes ses propres références dans la continuité du récit. Même superficiellement, tous les personnages devaient avoir un passé et une histoire, qui, au fil des épisodes, devaient bénéficier d'assez d'allers-retours pour être familiers au spectateur.

Colorado Duluth était l'un des rares scénaristes en Europe à avoir compris que le grand succès critique des séries américaines n'était pas dû aux scénarios, somme toute le plus souvent débiles, mais à la richesse et la complexité des personnages, souvent teintés d'immoralité comme tout un chacun l'est dans le monde réel, et que les auteurs savaient rendre attachants en les faisant vivre. D'autre part, pour un adulte, il est presque impossible de s'identifier à un héros dès lors qu'on a été assez confronté aux réalités de l'existence faites de petites ambitions et de passions tristes. Les héros sont la plupart du temps le domaine des enfants, quand il n'y a rien de plus conforme que de se reconnaître dans un personnage qui n'est pas en conflit avec le Bien et le Mal, mais triomphe du Mal.

Cependant, Colorado Duluth restait dans un état de paresse paradoxale, typique des gens « à facilité » qui finissent par jouir d'une autorité acquise sans effort, grâce d'abord au vide comparatif qui les entoure. Bien que conscient de la nécessité d'imposer le primat du personnage dans le récit, Colorado Duluth n'avait pas montré un zèle excessif pour développer les protagonistes de la série. Ceux-ci restaient globalement des caricatures, que les spectateurs, néanmoins captifs, ne manquaient jamais de critiquer en manifestant leur déception devant un tel gâchis.

L'écrivain déprécié Colorado Duluth n'était pas atteint par le désir de laisser une œuvre originale dans le domaine de la fiction *soap*. Un tel aboutissement serait une humiliation supplémentaire ; être incompris dans le génie, pour être adulé dans le conformisme, était au delà de ses forces et matérialisait l'horizon limite de ce qu'il était prêt à endurer.

Colorado Duluth restait dominé par une forme bien particulière de tentation pour l'anéantissement. Son raffinement l'avait conduit à, d'une part créer un potentiel narratif considérable, puis il s'était employé d'autre part à le détruire méthodiquement. Tout son génie avait été voué à faire consciemment une série ratée et pleine de frustrations, en dépit des ridicules d'un *showrunner* qui croyait sincèrement orchestrer une œuvre de qualité.

Selon Colorado Duluth, l'anéantissement atteindrait sa forme finale grâce à l'empire absolu du Bien ; non pas en tant que fin machiavélique pour l'avènement du bonheur universel, mais en tant que sentiment. C'est à dire faire de l'Enfer un simulacre du Paradis. C'était d'ailleurs le tournant pris par la fiction tombée dans les mains des grandes plateformes de production, depuis la fin des années 2010, et dans lequel Colorado avait vu une faille où il s'était engouffré. De la faille à la faillite, il n'y avait eu qu'une mince frontière à franchir. La réalité était un Enfer, et seul le récit pouvait faire oublier qu'elle l'était effectivement. Le grand silence serait atteint par le règne absolu du sentiment où tous les êtres sont inviolables dans leur sensibilité. Que la forme téléologique de la *fin de l'histoire* précipite en un carnaval orgiaque permanent, ou alors dans une dictature à l'austérité uniforme et bureaucratique, l'empire du Bien qui en résultera dans les deux cas, est l'empire des zombies, où les individus se jettent avidement sur tout ce qui est vivace, tout en s'épargnant mutuellement par indifférence, parce que « la mort ignore la mort ».

Bien que philosophe à ses heures, Colorado Duluth ne menait pas de vie philosophique et restait un matérialiste par dépit. Il regrettait souvent de n'avoir pas fait fortune plus tôt en étant à l'avant-garde de la culture de masse où le sentiment et la tolérance dominent. En réalité, Colorado avait subi sa condition à cause de la croûte, quand il avait envisagé être scénariste de manière transitoire, afin de ne pas crever de faim pendant qu'il produirait des œuvres qu'il espérait importantes. Ce fut la grande illusion de son caractère et le tombeau de ses vanités.

Le métier de scénariste *soap* restait le plus déprimant qui soit, étant donné le rythme auquel les épisodes devaient être rendus. En réalité, le mouvement permanent était un paradigme de la lutte primitive, où seule la survie est le but de l'existence : dans ces conditions, il n'y a jamais de loisir, mais des rebondissements permanents qui mobilisent toute l'énergie. Seules les cervelles les plus bestiales ont une chance de s'en sortir dans la durée. Ce n'était pas un hasard si scénariste était l'une des professions qui rencontrait les plus grands taux d'attrition, de dépressions, d'addictions diverses, et aussi de suicides. D'ailleurs, la plupart des scénaristes engagés sous contrats pour *Capitaine Lasalle* n'avaient fait qu'une seule saison. Colorado Duluth était une exception, mais comme l'aurait dit Faust lui-même : tout a un prix. À la question biblique : « qu'as tu fait de ton talent ? » Colorado Duluth se voyait bien répondre : « Allez vous faire foutre ! »

Pour quelles raisons, Colorado Duluth avait-il décidé que le moment de suicider enfin le *Capitaine Lasalle* était arrivé ? La vérité, c'était qu'il n'avait aucun plan, en dépit de la méthode rigoureuse qu'il avait maintenue afin de conserver cette tension entre médiocrité et frustration qui devait mener à l'anéantissement. Mais gagné par la lassitude et les agressions de ses pulsions morbides, la vengeance de Colorado Duluth était purement sadique. Gourou d'une secte, il aurait tout aussi bien pu organiser un suicide collectif, un sacrifice humain, ou n'importe quel sabbat dont son esprit aurait pu se faire une représentation nihiliste, tout en se carapatant quand même avant la fin de la fête. La seule idée lucide que Colorado avait en tête, c'était qu'il allait bientôt s'enfuir en renonçant à signer le contrat que *Disflix* lui avait offert ; ridiculiser les personnages d'une série à succès, dont Colorado était le parent le plus anonyme, était une manière comme une autre de brûler ses vaisseaux.

Néanmoins, le paradoxe de Colorado Duluth était tout entier dans le fait que s'il jouissait de toute forme d'anéantissement, il ne l'appliquait pas à soi-même. Au bout du compte, il voulait vivre. En nihiliste accompli, seule la destruction de ce qui l'entourait le faisait vraiment jouir.

En bon connaisseur du cinéma, Colorado Duluth affirmait que le meilleur film de tous les temps est *L'homme des hautes plaines* : en dépit du fait que le film conservait une forme morale de justice et de sauvegarde, rien n'a été plus abouti dans la fiction pour imager la bêtise des lâches se livrant à un homme providentiel qui, sous prétexte de leur apporter le salut, transforme leur réalité en enfer, pour à la fin les abandonner à leur sort au moment où « la bête de l'événement » est là. Que ce soit un *western* ajoutait au côté désespérant par l'ampleur des espaces infranchissables où aucune fuite n'est possible, non plus qu'aucun secours ne viendra : rien ne sauvera les jouets de Satan dès lors qu'ils lui ont délibérément ouvert la porte.

4

Quand, dès l'arrivée de Tanja van Hove, la clameur retentit sur le plateau, Toto Montbriard comprit qu'il allait en être pour ses frais et passer une mauvaise journée. L'intuition fut encore avivée quand Bidule lui-même reçut une ovation de la part des techniciens. Dès lors, Toto Montbriard redoutait le triomphe qui serait fait à Colorado Duluth pour sa parodie pornographique du *Capitaine Lasalle*, dont l'audience avait déjà dépassé celle d'un épisode standard de la série.

D'autre part, dans l'écho, Toto Montrbiard percevait aussi des rires dont il était peut-être la cible. Il n'y avait en effet aucune raison pour que ces gens ne le méprisent pas, lui qui les détestait très largement, au point d'abuser de son statut de vedette pour les rabrouer injustement et tenter de les faire virer à la moindre occasion.

Quand Stan Durand et Marie Lewinski arrivèrent avec un quart d'heure de retard, ils avaient les traits tirés, mais la mine pas assez grave pour inquiéter. Néanmoins, Stan Durand annonça une demi-heure de décalage. Puis, il fit signe à Toto Montbriard de le suivre, dans la propre loge de Toto. Au même moment arriva Pierre-Denis Turcotte qui les suivit sans rien dire.

— Bon, voici les décisions qui ont été prises, commença Marie Lewinski. Premièrement, Tanja va quitter la série. Tu as ce que tu voulais Toto, on va la flinguer. J'ai donné les instructions à Colorado. Il réécrit en ce moment la fin de l'épisode pour que Tanja ne survive pas à la bataille en cours.

Toto Montbriard arbora un sourire difficile à consommer pour ses comparses. Il se serrait aussi les mains en signe de victoire.

— Cette fille n'aurait jamais dû être recrutée. Dès le début, j'étais contre.

— Deuxièmement, cette saison sera la dernière, coupa gravement Marie Lewinski. Il a été décidé que le Capitaine Lasalle serait nommé Amiral pour sa grande victoire dans la guerre des frontières et qu'il rejoindrait un état-major quelconque. Rassure-toi, un *spin* est déjà à l'étude, et tu seras amené à reprendre le rôle, en *guest*, une ou deux fois par an. Des projets de films sont aussi à l'étude.

Toto Montbriard encaissa le choc et se rendit compte, à son propre étonnement, qu'il tenait au *Capitaine Lasalle* plus qu'il n'avait cru.

— Troisièmement, la saison va être amputée de cinq épisodes, pour un total de dix-huit. Sur ce point, tu avais raison. Vingt-trois, c'était trop ambitieux. Nous n'avons ni l'organisation, ni les épaules. Voilà, c'est tout.

Toto Montbriard prit pour lui cette dernière remarque et il était maintenant piqué dans son orgueil.

— Et Colorado Duluth ? demanda-t-il.

— Il reste, coupa Stan.

— Mais vous allez quand même lui coller un procès à cet enculé ? Ou faire quelque chose ? Et Tanja alors ? Ils ont porté atteinte à l'image de la série.

— Non ! Les réseaux sociaux ont tranché, personne ou presque n'a crié au scandale. On attend les *data* mais, selon le *marketing*, les abonnements sortirons avec un solde positif. D'ailleurs Tanja démarrera plus vite que prévu sur d'autres projets. On pense d'ailleurs faire une mini-série pour *Disflix 18+* qui s'appellerait *Les nuits secrètes de l'enseigne Katia Aubrac* ou un truc comme ça ; ça sera du *soft porn*, et Tanja adhère au principe. Le seul problème que ça pose à la production, et qui suscite quelques remous, c'est que le personnage était supposé représenter une lesbienne dominatrice.

Toto Montbriard était plus atterré que soulagé. Le compromis des lâches n'avait pas rassasié son désir de vengeance. D'habitude, Toto attendait midi mais il se servit un verre de rhum. Ignorant les autres, il fit un signe à Turcotte. Le Québécois répondit avec cette moue éternelle qui faisait de lui une sorte d'esprit qui toujours consent.

— Bon, au boulot maintenant, dit Marie Lewinski. Aujourd'hui, on tourne comme prévu. Par contre, pour demain, le planning doit être revu. Il faudra tourner les scènes qui vont amener à la mort de l'enseigne Katia Aubrac. Personne n'aura le temps d'apprendre son texte, mais on fera avec des oreillettes. On va lui donner une mort grandiose...

— Quoi ? On ne peut pas juste l'effacer ?

— Non, le studio tient à elle. Elle est belle. Elle est provocante et provocatrice. Les jeunes l'adorent. On va en faire une *star*.

Toto Montbriard savait maintenant que rien ne lui serait épargné et que personne ne lui concéderait un statut de victime dans cette affaire à laquelle il était totalement étranger, à l'exception peut-être de son animosité envers Colorado Duluth, dont on pouvait supposer qu'elle avait attisé l'attitude du scénariste.

Toto se disait aussi qu'il allait devoir passer la soirée avec Stan Durand, et peut-être aussi Colorado Duluth, afin de discuter des ajustements. Il se resservit aussitôt un second verre.

— Allez au boulot ! renchérit Marie Lewinski.

En revenant sur le plateau, Stan Durand, prit son mégaphone et se mit à crier :

— Mise en place dans cinq minutes. Bidule ! Prends tes affaires et vide-moi le plateau, t'es viré !

Toto Montbriard affecta ce large sourire de satisfaction que lui procurait toujours la vue d'un avorton qu'on écrase, mais sa jouissance fut de courte durée, car aussitôt la rumeur retentit :

— Bidule... Bidule... Bidule...

Au début tout doucement, mais, vaniteux de son succès et de ses couilles lisses, Bidule se mit à mimer en rythme, le poing au dessus de la tête, ce signe aussi caractéristique que typique de l'homme qui répond à l'unisson aux acclamations d'une foule bienveillante. Suivant l'angle de vue, il aurait pu tout aussi bien mimer une branlette. Cependant, l'effet fut immédiat, et maintenant, la plupart des techniciens, des figurants statutaires ou non, et même quelques acteurs, scandaient :

— Bidule !... Bidule !... Bidule !!... Bidule !!!...

Dans son coin, Tanja souriait, et Stan non plus ne put réprimer un sourire.

— Allez Bidule !... Tu sais bien qu'on n'avait pas le choix, dit-il dans son mégaphone.

Bidule inclina dignement la tête et se dirigea vers la sortie du plateau, accompagné par le triomphe des : « Bidule !!!... Bidule !!!... Bidule !!!... » qui ne s'arrêtèrent qu'au moment où il sortit tout à fait.

Le calme revenu, Stan Durand porta à nouveau le mégaphone à la bouche et cria :

— Hé Lewinski ! Il me faut un autre Bidule avant midi !

Pour toute réponse, Marie Lewinski leva le pousse en l'air.

5

À la fin de la journée, personne n'avait proposé à Toto Montbriard de le retrouver. Manifestement, Colorado Duluth et Stan Durand avaient décidé qu'ils se passeraient de lui, ou plus prosaïquement, que son avis ne serait pas requis, d'autant plus que le texte des répliques serait fourni au moyen d'une oreillette à tous ceux qui n'auraient pas eu le temps de le maîtriser.

Digérant sa relégation, Toto n'était pas fâché d'avoir sa soirée de libre. D'ailleurs, il n'avait pas pris le risque de décrocher son téléphone lorsque le nom de Turcotte s'était affiché.

Toto avait bu toute la journée, et il se sentait vraiment mal. Il essaya de prendre rendez-vous avec un médecin en court-circuitant le parcours de soin obligatoire, mais l'opératrice de France-Santé, formée pour cela, se borna à lui répéter qu'elle ne pouvait rien faire sans un numéro unique de pré-diagnostic, avant de raccrocher non sans avoir répété la procédure complète. Pour rendre une administration servile, il suffit de recruter des idiots et les conformer à des procédures où l'initiative n'est pas permise. Pour rendre la farce complète, il faut ensuite supprimer le rapport physique entre le service et l'usager, qui deviennent des entités réciproquement abstraites. Dès lors aucune empathie n'est possible ; non plus qu'aucun rapport de sympathie ne peut durablement s'établir. La résignation de l'être humain à ce genre de commerce est aussi une preuve de la dépression dans laquelle il est contraint de patauger. Certes, il restait un réseau libéral restreint, disponible surtout aux meilleures fortunes, mais Toto était de cette génération qui gardait le souvenir de l'assurance maladie. De plus, il ne considérait pas assez la médecine pour en payer un prix exorbitant. France-Santé était médiocre, mais c'était gratuit.

Selon les informations de l'application mobile de France-Santé, la cabine Castex-Véran la plus proche était à deux cents mètres. Toto Montbriard s'y rendit d'un pas pressé.

À la sortie du métro, la cabine de diagnostic était souvent prise d'assaut, et trois personnes faisaient déjà la queue. Toto rechercha sur l'application où était la suivante, et il lui fallut faire trois cents mètres de plus pour rejoindre une impasse au débouché d'une rue étroite. Il fut soulagé qu'il n'y eût personne.

Le répit fut de courte durée. En effet, le mécanisme de stérilisation était en panne et l'intérieur particulièrement répugnant : l'odeur, qui lui avait saisi les narines quand la porte s'était ouverte, était en soi rédhibitoire. Toto avait vu des sanisettes déjà douteuses beaucoup plus propres que cette cabine de diagnostic médical. D'autre part, comme les sanisettes, la cabine Castex-Véran semblait aussi être utilisée pour d'autres rapports quant à eux tarifés, puisqu'une capote usagée se trouvait collée au pied de la machine. Enfin, tournant en boucle, l'écran noir affichait un message qui reproduisait systématiquement «*Error 13 ; segmentation fault ; please check core dump ; reboot in safe mode after panic error occurs.*»

Toto Montbriard chercha sur son application une autre cabine de diagnostic. Il fallait faire encore deux cents mètres. Là, personne ne faisait la queue mais la cabine était déjà occupée.

Toto attendit quinze minutes qu'une petite vieille sorte avec un ticket à la main. La pauvre avait l'air désespérée et ses yeux suppliants étaient rougis de larmes. Toto détourna le regard et fit mine de chercher une information sur son téléphone.

Enfin assis devant l'écran qui commandait l'automate, Toto suivit les instructions vocales :

— *Veuillez poser bien à plat votre main droite sur le détecteur d'empreintes. Si vous êtes manchot, veuillez poser bien à plat votre main gauche sur le détecteur d'empreintes.*

— Et si je suis un homme-tronc connard ? dit Toto Montbriard tout en s'exécutant.

Une sorte d'engrenage se mit à tourner sur l'écran pendant dix secondes, puis la voix de la machine reprit :

— *Bonjour, Monsieur Antoine Honoré Montbriard Desprez du Cange ! Si vous n'êtes pas Monsieur Antoine Honoré Montbriard Desprez du Cange, veuillez appuyer sur le bouton rouge signalé par une croix. Si vous êtes bien Monsieur Antoine Honoré Montbriard Desprez du Cange, veuillez patienter quelques secondes ou appuyer sur le bouton jaune, signalé par un rond plein.*

Toto appuya violemment sur le bouton jaune.

— *Merci d'avoir confirmé votre identité Monsieur Antoine Honoré Montbriard Desprez du Cange ! Le diagnostic va pouvoir commencer. Veuillez insérer votre bras dénudé jusqu'à l'épaule dans le tube de contrôle, situé à votre droite, et signalé par un cone horizontal orienté vers la gauche.*

Toto ôta sa veste et sa chemise, puis inséra son bras dans le tube. Il sentit aussitôt le gonflement d'une membrane qui l'enserra tout entier.

— *Veuillez patienter quelques secondes, le temps pour nous d'évaluer vos constantes : température, pression artérielle, saturation, et bien d'autres encore que le service publique France-Santé analyse à votre service, pour votre bien-être... Nous vous remercions de patienter... Avez-vous pensé à vos rappels de dépistage ou de vaccins ?... Nous vous remercions de patienter encore quelques secondes supplémentaires... Avez-vous pensé... Nous vous remercions d'avoir patienté Monsieur Antoine Honoré Montbriard Desprez du Cange ! Le diagnostic préliminaire est terminé. Vous pouvez maintenant retirer votre bras du tube de contrôle et suivre les instructions qui s'afficheront à l'écran.*

Aussitôt, Toto Montbriard fut invité à sélectionner ses symptômes parmi une série de listes, assez typiques des automates les plus classiques en vigueur un peu partout depuis les années 90 et qui servait de *central point of information* pour tout un ensemble de services basiques ; finalement la vieille technologie ne remplace jamais tout à fait la nouvelle. Toto choisit *céphalée* avec une intensité 8 sur une échelle de 1 à 10, et *sensibilité persistante à la lumière* avec une intensité 8 aussi, puis diverses choses dont il n'était pas très sûr de la définition en dépit des diagrammes explicatifs, dans le style la *médecine expliquée avec des patates.*

— Merci Monsieur Antoine Honoré Montbriard Desprez du Cange ! Malheureusement, nous ne sommes pas en mesure d'établir un diagnostic avec un niveau de confiance suffisant. Vous allez maintenant être mis en relation avec un télé-praticien de niveau 2. Si vous ne voulez pas être mis en relation avec un télé-praticien de niveau 2, veuillez appuyer sur le bouton orange signalé par un triangle isocèle. Si vous acceptez d'être mis en relation avec un télé-praticien de niveau 2, qui aura accès à vos données médicales complètes, veuillez patienter ou appuyer sur le bouton vert signalé par un triangle équilatéral.

Toto Montbriard appuya rageusement sur le bouton vert.

— Merci Monsieur Antoine Honoré Montbriard Desprez du Cange ! d'avoir choisi d'être mis en relation avec un télé-praticien de niveau 2. Le temps d'attente estimé est de six minutes... Pendant ce temps, nous allons vous prodiguer quelques conseils d'hygiène... Nous avons remarqué un taux élevé de stupéfiants et d'alcool dans votre sang... Si vous souhaitez recevoir une prestation d'assistance et de prévention contre la dépendance, sachez que France-Santé met à votre disposition et gratuitement quatre séances de quarante-deux minutes chacune auprès d'un télé-psychologue de niveau 2, et un bilan d'analyse d'une durée de 10 minutes auprès d'un télé-psychologue de niveau 3... Merci de patienter Monsieur Antoine Honoré Montbriard Desprez du Cange !... Le temps d'attente estimé est de 3 minutes... Nous avons d'autres conseils personnalisés Monsieur Antoine Honoré Montbriard Desprez du Cange !... Si vous souhaitez...

— France-Santé bonjour ! Je suis Tatiana pour vous servir Monsieur Antoine Honoré Montbriard Desprez du Cange ! Je serai ce soir votre télé-praticienne de niveau 2.

— Bonjour ! Je vous appelle parce que...

— Nous allons d'abord vérifier votre identité Monsieur Antoine Honoré Montbriard Desprez du Cange ! Pouvez-vous me communiquer votre date de naissance ?

— Allez-vous faire foutre putain ! dit-il en pressant le gros bouton rouge signalé par une croix.

Aussitôt la voix de la machine reprit.

— *Merci Monsieur Antoine Honoré Montbriard Desprez du Cange ! d'avoir choisi France-Santé pour votre bien-être au quotidien. Il semblerait qu'un diagnostic complet n'ait pu être établi. À titre de prévention, nous vous proposons une ordonnance pour du paracétamol, que vous pourrez retirer sans frais dans n'importe quelle pharmacie signalée par le logo de France-Santé. Le paracétamol qui vous est proposé est un médicament générique fourni par France-Médicament, produit en France à 100 %. Si vous préférez toutefois une molécule plus récente développée par les industries Arlon Dusk, vous pouvez, pendant trente secondes environ, regarder une ou plusieurs publicités commerciales. Si vous souhaitez regarder une ou plusieurs publicités commerciales pour obtenir gratuitement le médicament des industries Arlon Dusk, veuillez appuyer sur le bouton vert signalé par un triangle équilatéral. Si vous ne souhaitez pas regarder une ou plusieurs publicités commerciales, et obtenir directement une ordonnance pour le médicament générique fourni par France-Médicament et produit en France à 100 %, veuillez patienter ou veuillez appuyer sur le bouton orange signalé par un triangle isocèle.*

Toto enfonça le bouton orange.

— *Merci ! Nous avons bien pris en compte votre souhait de ne pas regarder une ou plusieurs publicités commerciales des industries Arlon Dusk, Monsieur Antoine Honoré Montbriard Desprez du Cange ! Veuillez maintenant récupérer l'ordonnance imprimée sous la fente signalée par un parallélogramme sur fond bleu. Nous vous remercions par avance, Monsieur Antoine Honoré Montbriard Desprez du Cange, de bien vouloir remplir le questionnaire de satisfaction qui s'affiche à l'écran. Si vous ne souhaitez pas remplir le questionnaire de satisfaction, veuillez appuyer sur le bouton rouge signalé par une croix... Si vous...*

Toto Montbriard enfonça le bouton rouge, monta sur le tabouret, et se mit à uriner sur la machine qui continuait son monologue.

— *Merci Monsieur Antoine Honoré Montbriard Desprez du Cange ! Vous n'avez pas souhaité évaluer notre prestation dont nous supposons qu'elle vous a donné entière satisfaction. Nous vous souhaitons une excellente journée Monsieur Antoine Honoré Montbriard Desprez du Cange ! et espérons vous revoir bientôt dans l'une des plus de 62 500 cabines mises à votre disposition par France-Santé, en métropole et dans les territoires et départements d'Outre-Mer, à l'exception de Tromelin et des Îles sous le vent... Prenez-bien soin de votre capital santé Monsieur Antoine Honoré Montbriard Desprez du Cange ! Et à bientôt !*

Toto Montbriard sortit dépité, comme à chaque fois qu'il débutait le parcourt santé en vue d'une consultation physique. Cela dit, bien que décevant, le résultat était encore loin de l'ambiance iconoclaste qui avait suivi la mise en place des machines Castex-Véran, quand on lui avait diagnostiqué un cancer de l'utérus. Il ne sut jamais si certaines drogues qu'il prenait avaient été coupés avec des œstrogènes ou si l'ordinateur avait simplement confondu une anomalie génétique avec autre chose.

La nuit tombait presque. La rue avait cette ambiance sordide que le délabrement et le défaut d'entretien exacerbaient depuis longtemps, encore aggravés après la Grande Crise de 2023-2025, quand de nombreux services publics avaient failli, plongeant dans la misère plus de deux tiers des fonctionnaires. Aucun entretien n'était plus régulier. Les ordures n'étaient plus systématiquement évacuées, les trous sur la chaussée rarement rebouchés, et il manquait à l'éclairage public plus d'une lampe sur deux. Le stationnement était devenu gratuit et il n'était pas rare que des carcasses de voiture restent plusieurs mois avant d'être enlevées. Seuls les caméras de vidéo-surveillance, renforcées par des drones de très haute technologie, restaient opérationnelles avec un bon niveau de disponibilité ; mais cela ne concernait pas tellement la sécurité du quotidien.

Beaucoup de personnes évitaient maintenant la rue, en particulier dans les faubourgs. Quand ils s'y trouvaient quand même, les gens étaient souvent affublés d'un casque des industries Arlon Dusk. La technologie les préservait des odeurs, et surtout recréait un environnement virtuel de son choix qui transformait assez la vision des alentours pour ne pas voir que les cités déclinaient vers un état de ruine assez proche de celui que de nombreux États faillis avaient déjà connu.

Toto Montbriard restait nostalgique des promenades en ville. Il lui arrivait encore de l'arpenter par delà son quartier beaucoup mieux protégé, réservé à ces quelques élites issus du minarchisme qui s'était imposé après la Grande Crise. En dépit des apparences et des immondices, Toto ne s'y sentait pas en danger. D'autre part, il n'avait pas l'habitude d'être reconnu dans la rue. Quand il l'était, on convoquait plus volontiers le *Capitaine Lasalle*. Toto ne savait pas dire si c'était mieux ou non qu'à l'époque où il faisait du théâtre, quand personne ne le reconnaissait jamais, même après son triomphe aux Molières.

En revanche, ce qui était maintenant certain, c'était que Toto se méfiait systématiquement des femmes qui l'abordaient spontanément, et lui-même ne draguait plus guère. Même solliciter une prostituée de *standing* était périlleux et risquait de le voir accuser diversement, parfois même de viol, par une courtisane intéressée à monter une affaire de chantage éclair avec, si nécessaire, le renfort de la *vox populi* des réseaux sociaux, malgré leur déclin manifeste depuis quelques années. Il valait mieux éviter de prendre des risques.

Dans la suite d'une longue déambulation, et après avoir renoncé au paracétamol au profit d'un cachet de *trifalgon* vite avalé, Toto Montbriard saisit l'occasion que fait le hasard quand il passa devant un de ces établissements, autorisés par la loi Haas-Rousseau de 2028, dont six séances par an était remboursées par France-Santé, et qui permettaient aux hommes de saillir des boute-en-train en silicone de haute qualité, personnalisables à volonté, et censés canaliser la libido masculine qu'il ne serait pas possible d'éradiquer autrement qu'en violant un grand nombre de conventions internationales. Les machines fournies par les industries du magnat *universel* Arlon Dusk étaient si élaborées qu'il était possible d'imprimer en quinze minutes un mannequin à partir d'une simple photo et de quelques indications supplémentaires ; l'habillage, le maquillage et l'implantation capillaire prenaient quinze minutes de plus. Ces finitions restaient pour le moment supervisées par un technicien humain.

Fréquenter ces établissements était sordide, mais l'autre solution, à part la branlette à perpétuité, restait les bas-fonds où des indigentes se faisaient prendre pour pas grand chose, ou alors de fréquenter d'autres turnes immondes ; dans les centres semi-clandestins de l'économie grise, on y trouvait par exemple des *glory hole* où on ne savait pas bien par quoi on se faisait sucer. Mais Toto Montbriard n'était pas si téméraire, même sous haute dose de *trifalgon*.

En entrant, dans le *Temple d'Aphrodite* — c'était le nom de l'établissement qu'il avait choisi —, Toto savait qu'il allait avoir affaire à un autre robot, mais au moins celui-ci ne risquerait pas de l'appeler « Monsieur Antoine Honoré Montbriard Desprez du Cange ». Ces machines fonctionnaient différemment, au moyen de cartes pré-payées virtuelles où il suffisait de choisir un pseudo. Un QR code était ensuite fourni et il fallait le scanner pour entrer dans une pièce préparée de façon idoine, cela sans rencontrer un seul employé réel. Si toute la précommande pouvait être effectuée depuis n'importe quel terminal personnel ou téléphone mobile, il y avait aussi sur place des automates assez proche des machines Castex-Véran. Pour la personnalisation, au delà des photos qui pouvaient servir de modèles, mais donnaient parfois des résultats mitigés, il était aussi possible de sélectionner parmi une grande variété de gens connus qui acceptaient de monnayer leur image, reprise ensuite dans divers simulacres de la société des illusions, et jusque dans ces bordels robotisés.

Toto disposait encore d'une recharge sur son contingent de six séances gratuites qu'il avait enregistrées dans son téléphone mobile. Cependant, il était embarrassé par le choix du modèle. Sur le terminal, il tapa : « Tanja van Hove », mais la recherche fut infructueuse. Il tapa ensuite « Marie Lewinski », là il obtint une réponse partielle et l'ordinateur lui suggéra *Monica Lewinski*. Toto Montbriard frissonna. À tout hasard, il tapa Justin Trudeau, et il n'obtint pas de réponse. Il espérait faire une bonne blague à Turcotte, mais tant pis ! Il tapa Turcotte sans préciser le prénom et obtint un *full match*, mais ce n'était pas son Turcotte à lui, seulement un homonyme champion de hockey. Décidément, c'était plus compliqué que de ramasser une prostituée. Toto tapa le nom de la députée Aurélie Bouvier, et, à sa grande surprise, il obtint un *full match*. La machine n'était pas aussi verbeuse que celle de France-Santé, aussi Toto Montbriard valida directement avec le QR code prépayé enregistré dans son téléphone mobile.

Trente minutes plus tard, Toto était en compagnie d'un mannequin en silicone, fait sur mesure à l'image d'Aurélie Bouvier, bien maquillée, bien habillée d'un tailleur très court et d'un profond décolleté, chauffée à la température humaine par une batterie bien dissimulée, hélas muette pour le moment ; mais les industries Arlon Dusk offriraient bientôt une solution bon marché. D'autre part, Toto était un peu déçu, car il ne voyait pas Aurélie Bouvier si grosse dans la réalité.

Toto ne s'embarrassa pas à déshabiller le mannequin et le besogna pendant près de trente minutes sans arriver à rien ; c'était un autre effet du *trifalgon*, mais il y a aussi des limites à s'acharner sur un cadavre quand on finit par manquer cruellement d'imagination.

Le plus singulier restait le lit qui grinçait d'une manière plutôt désagréable. Malheureusement, la fiche d'évaluation, qu'il était possible de remplir et de laisser dans une boite à l'accueil, ne concernait pas les équipements secondaires, mais le mannequin lui-même, à usage unique, et qui serait recyclé à la fin du processus. En effet, comme l'indiquait aussi la brochure informative, les industries Arlon Dusk avaient mis au point un composite de silicone de haute technologie qu'il était possible de refondre un nombre presque infini de fois. D'autre part, un court article de prospective précisait que les industries Arlon Dusk étaient à la pointe en ce domaine, et qu'elles recherchaient maintenant le moyen d'inclure des composés ferromagnétiques pour ne plus avoir à refondre les matériaux mais à provoquer une mémoire de forme, d'une durée variable, par l'application d'un champ électromagnétique très complexe. Dès lors, il serait possible de changer la forme de base à volonté, par simple modification du champ électromagnétique, ce qui induirait un impact minime sur l'environnement.

Toto rentra chez lui, plutôt insatisfait. La société techno-industrielle n'avait pas pu, ce soir, ni lui fournir une ordonnance pour sa gueule de bois, ni soulager sa libido. Heureusement, fourni gratuitement par France-Santé à tous les hommes de plus de quinze ans, il disposait d'un stimulateur électronique qui le ferait éjaculer en moins de cinq secondes. C'était désagréable, mais c'était encore ce qu'il y avait de moins fatigant.

6

Le magnat Arlon Dusk avait constitué son empire à partir des années 2010, en proposant audacieusement des évolutions technologiques qui n'existaient pas encore, même pas à l'état de plans, mais dont il brevetait le principe sans étudier la possibilité d'une réalisation concrète.

Sur la base de ses idées, parfois d'une grande fantaisie, Arlon Dusk avait réussi à valoriser des entreprises à des montants jamais atteints, qu'il mettait partiellement sur le marché, et dont le meilleur débouché restait les fonds de pensions. Ceux-ci regorgeaient en effet de liquidités au point de ne plus pouvoir être rassasiés par les industries habituées à livrer des dividendes raisonnables et réguliers. Fautes de grives, les *investisseurs* s'étaient rabattus sur des actions risquées mais qui se révélaient des instruments de spéculation bien plus profitables que les dividendes des vieilles industries. Aussi, même quand la majorité des idées d'Arlon Dusk menaient à la faillite, les spéculateurs avaient fait assez d'allers-retours au gré des fluctuations du cours, pour que les gains intermédiaires couvrent largement la perte finale ; celle-ci était d'ailleurs systématiquement provisionnée au moment où on décidait d'investir dans ce type d'industries. Seuls étaient spoliés, les petits porteurs du dernier ressort, qui non content d'alimenter ces fonds par leur cotisations en vue de la retraite, les finançait aussi par leurs investissements hasardeux, aveuglés qu'ils étaient par les espérances de la fortune. Le mythe de la bourse a toujours été, chez les petits bourgeois industrieux, l'un des meilleur vecteur de cette illusion qu'ils pourraient faire fortune grâce à leur flair quand leurs efforts et leurs capacités ne suffisaient pas.

Cependant, en dépit des drames et des pertes qu'elles avaient provoqués, l'attitude et la façon de procéder d'Arlon Dusk n'étaient pas cyniques. La dimension messianique du magnat était certaine, attestée même par son mode de vie. Arlon Dusk croyait fermement au salut par la technologie et à l'homme amélioré par l'alliance du transistor et de la chimie. Le fait est que sa méthode avait abouti quelques fois à la concrétisation de technologies qui, quelques années plus tôt, n'étaient que de vagues fantasmes auxquels personne ne croyait. Comme ces idées fantasques étaient *impossibles* à concrétiser, leur questionnement éthique était toujours retardé. Aussi quand le pire arrivait et que l'impossible était devenu réel, discuter d'éthique était déjà superflu devant le ruissellement des milliards qui s'ensuivait.

Ces sociétés, que Arlon Dusk revendait au pic de leur valorisation, servait à en racheter d'autres et à entretenir les propres illusions du plus grand amiral d'industrie que l'empire universel n'ait jamais connu. De nouvelles promesses de progrès aboutiraient par le même processus, en dépit d'une majorité d'échecs ; cela était sans fin ni limite. Le paradoxe de ces entreprises était qu'elles voyaient souvent leur valorisation s'effondrer en dépit de leur succès, laissant les derniers entrants *Gros Jean* comme devant. Néanmoins, elles devenaient rentables. Pourvu qu'ils soient patients, les investisseurs rentreraient alors dans leurs frais au bout d'une ou deux décennies. De son côté, quand une idée était arrivée au bout de son développement, Arlon Dusk ne conservait jamais plus qu'une très petite minorité de ses parts dans les sociétés concernés par l'exploitation des brevets concrétisés.

L'un des trait de caractère remarquable du magnat, était qu'il n'avait aucun attachement envers ses créations, et que seul le mouvement l'intéressait. Arlon Dusk avait la mentalité créatrice d'un démiurge et la mégalomanie d'un conquérant. Aussi, quand il conservait la majorité de contrôle dans une société c'était qu'il ne l'avait pas exploitée jusqu'à son terme. Ces entreprises atteignaient des valorisations parfois supérieures à la production annuelle de tout un continent ; leurs actions étaient les plus recherchées par les spéculateurs, ce qui permettait aussi à Arlon Dusk de cristalliser sa fortune en relâchant, périodiquement et au prix fort, une fraction minime de ses parts ; tant qu'il gardait le contrôle, l'argent jaillissait d'une fontaine d'abondance.

Si Arlon Dusk n'était pas un cynique, il n'était pas non plus un idéologue. Sa façon d'être était assez proche d'une tradition libertaire et minarchiste. S'il excitait les passions tristes, ce n'était qu'un effet secondaire du libre-arbitre. L'individu était libre, et si Arlon Dusk lui donnait parfois ce qu'il voulait, c'était bien parce qu'il existait un désir librement exprimé. Dans sa jeunesse, Arlon Dusk avait résumé cela par une expression devenue un mantra : « l'homme veut ce qu'il veut ». Dès lors, Arlon Dusk considérait qu'approvisionner le marché du désir avec des inventions parfois douteuses n'était pas immoral. Le magnat était cohérent avec lui-même, mais il se lavait aussi souvent les mains à propos du fait que de petits cuistres politiques pourraient utiliser ses technologies pour aboutir à une société normative administrée, en organisant finalement la servitude volontaire par la promotion d'une obéissance désirable.

Le libertarisme repose sur le primat de l'individu, et a pour conséquence d'être un paradigme darwinien. Peu importe si la bête utilise la technologie d'une manière déraisonnable : « ce n'est pas l'usage qui fait la bête, mais la bête qui fait l'usage ». Partant, les zombies le resteront pour l'éternité, quel que soit ce qu'on leur offre dans la jouissance ou qu'on leur impose dans la douleur : ils subiront. Ils mangent ce qu'on leur donne, quand la marque du bon goût est de choisir ou de faire. Arlon Dusk ne pouvait être tenu pour responsable du fait que le bétail fasse preuve de bêtise. Dans son mode de pensée, et parce qu'il avait un but, Arlon Dusk n'exploitait pas la misère de la bête pour son bénéfice. Il était un agent machiavélique du Bien, qui veut le Bien, même au prix du Mal. Quoi qu'il arrive le Bien est toujours moral.

Cependant, en dépit de son indifférence très large quant à

l'utilisation de ses technologies, Arlon Dusk veillait à ce que certaines bornes ne soient pas dépassées, notamment en ce qui concernait la liberté d'expression. D'ailleurs pour contrer la tendance générale à la censure, qui venait à la fois des gouvernements et des grandes plateformes historiques de communication ou de média, il avait créé des entreprises concurrentes, tels que *Duskrumor* ou *Dusktube*, qui restaient mise en cause pour les « discours de haine » ou la propagation de « théories du complot ». Au nom du primat libertaire et du libre-arbitre, Arlon Dusk s'était justifié en affirmant que la liberté d'expression ne se divise pas, et que tout homme libre de consommer doit aussi être présumé posséder le discernement et la liberté de conscience, sans lesquels aucune liberté individuelle vraie n'est possible. Arlon Dusk constatait partout la bêtise, mais il croyait au Destin de l'humanité.

Un autre fait était remarquable : en dépit de ses succès commerciaux, les solutions technologiques d'Arlon Dusk n'étaient pas universellement disponibles. La soumission au progrès n'était pas partout une science exacte, et rencontrait de nombreuses résistances dans la population, et aussi parmi les gouvernants. Mais ces choses étaient arbitraires puisqu'elle variaient sur un large spectre de sensibilité, d'un peuple à un autre, d'un État à un autre, et même au sein d'une nation, d'une classe sociale à l'autre ou d'une géographie à l'autre.

Dans la France moderne, qui restait fondamentalement jacobine, c'est à dire totalitaire, on concevait des obligations liées, par exemple, à la santé où, comme un seul homme, il était *moralement* obligatoire de se soumettre à toutes sortes de vaccins ou de dépistages périodiques. Toutefois l'usage des drogues de synthèse était proscrit, en dépit de l'assurance des industries Arlon Dusk que celles-ci ne provoquaient pas de dépendance. C'était pourquoi, en particulier, Toto Montbriard ou P. D. Turcotte se fournissaient clandestinement en produits illégaux et parfois frelatés, mais qui restaient d'une grande puissance stupéfiante.

Si, à quelques exceptions, et pour des usages très encadrés, les drogues récréatives restaient proscrites en France, c'était au nom d'une vision idéologique de l'homme : l'homme de devrait jamais être aliéné, et il est immoral de l'étourdir par la rouerie. Les Lumières et la lucidité avaient eu trop de mal à être inscrites dans les principes pour les bazarder sans résistance, en dépit du fait que ces principes n'étaient plus réels depuis longtemps déjà, et que la populace était étourdie d'une façon plus perverse encore que de mettre du bromure dans son fricot. Cependant tout riche qui devient sans fortune se doit de conserver les apparences, et les principes étaient brandis quand même la psychologie des foules avait triomphé de la raison au profit du seul sentiment.

Dans la même aversion théorique envers l'aliénation, l'homme ne saurait être une marchandise. Ainsi, la prostitution restait prohibée en France, et personne ne songeait plus à revenir sur les lois pénales des années 2010. Par transposition, bien que largement répandus dans les pays voisins, le législateur français avait décidé que les utérus externes, totalement biomécaniques, resteraient interdits, tout comme le demeurait la gestation pour autrui.

En revanche, comme on considérait que la libido des hommes était un danger pour les femmes, celle-ci était durablement contrariée par une pression sociale grandissante. C'était l'une des raisons ayant conduit le législateur à autoriser les moyens technologiques dont Toto Montbriard avait fait la désespérante expérience dans le *Temple d'Aphrodite*.

Pour l'instant, la dénatalité n'était pas encore à l'ordre du jour, mais le taux de fécondité avait rejoint en France le niveau de la plupart des états faillis ou à un stade avancé de décadence. Encore quelques années et les industries Arlon Dusk s'imposeraient aussi universellement dans le processus de reproduction, qui mènerait à un séparatisme sexuel où, finalement, les hommes et les femmes finiraient peut-être par s'organiser chacun de son côté. Nul ne pourrait prévoir alors ce qu'il adviendrait. Mais encore une fois, Arlon Dusk répétait : « l'usage ne fait pas la bête, c'est la bête qui fait l'usage. »

7

Colorado Duluth avait travaillé toute la nuit avec les scénaristes de *Capitaine Lasalle* pour écrire la séquence fatale qui conduirait au sacrifice de l'enseigne Katia Aubrac. Marie Lewinski avait approuvé au petit matin, et Stan Durand avait reçu le résultat une heure avant le début du tournage. Comme c'était la crise, on avait laissé à l'écart tous les *producteurs exécutifs* de complaisance, dont Toto Montbriard, et on s'en était tenu au *final cut* dont l'autorité revenait à Marie Lewinski, au nom des studios *Disflix*.

Aussi, comme les autres, Toto Montbriard allait devoir se soumettre au scénario. Ce n'était pas gênant. Il semblait évident que les scènes concerneraient essentiellement Tanja Van Hove alias l'enseigne Katia Aubrac. Après la décision prise de le sacrifier, il semblait naturel que ce personnage soit le fil conducteur de la fin de l'épisode, comme il était d'usage dans les épisodes de transition, quand l'initiative de l'action échappait au capitaine Lasalle.

Une fois n'est pas coutume, Stan Durand réunit tous les acteurs et les techniciens sur le plateau pour expliquer le déroulement de l'action qu'on allait devoir tourner en *time-boxing* sur deux jours complets, dans des conditions parfois proches du direct. Les techniciens seraient mobilisés le matin pour préparer les effets spéciaux et les nombreux accessoires ou maquillages qui allaient devoir servir. Le tournage serait décalé d'autant, et les acteurs seraient quant à eux rassemblés dans la salle de réunion, où Stan lui-même ferait la lecture du script.

Déjà lassé par le ton martial de l'organisation, Toto quitta le plateau avant la fin du briefing pour se réfugier dans sa loge.

Aussitôt la porte refermée, il se servit un plein verre de rhum qu'il posa sur le sol, près du canapé, puis il s'allongea en fermant les yeux. Il venait de réaliser que les annonces faites hier étaient concrètes et que ce serait bien la fin du *Capitaine Lasalle.*

Il restait exactement sept épisodes plus celui-ci, durant lesquels les scénaristes allaient devoir dénouer les intrigues secondaires, ou tout simplement les faire passer à la trappe, *ni vu ni connu*. En repensant à la soirée de la veille, et comment elle avait été longue en dépit d'une bonne dose de *trifalgon*, Toto se disait que les mois à venir risquaient d'être pénibles s'il ne rebondissait pas rapidement pour se trouver un nouvel enfer.

Autant Toto avait fini par mépriser le capitaine Lasalle, autant il s'était accoutumé à cet état suspendu de *burn out* qui le menaçait sans cesse, et qui avait aussi le mérite de tuer toute forme d'initiative, quand le rhum et le *trifalgon* ne suffisaient plus. D'ailleurs, peut-être que les livraisons de rhum allaient aussi s'interrompre quand la série serait terminée, au profit peut-être d'un autre personnage de fiction, quant à lui bien vivant.

Toto Montbriard était plongé dans ses réflexions mélancoliques, avec les mêmes illusions que celles qui viennent dans le sommeil, quand on frappa vigoureusement à la porte de sa loge. À coup sûr, c'était Turcotte.

Toto s'assit, ramassa le verre de rhum, et le but cul-sec, en plusieurs gorgées, sans négliger ce bruit de goulet assez caractéristique des attitudes gloutonnes, puis il dit :

— Entre !

Et en effet Turcotte apparut.

— Stan m'envoie de chercher pour la lecture...

— Putain, tu fais les commissions de ce connard, maintenant ? Il t'a pas aussi demandé de faire mes chiottes ou de me tailler une pipe ?

Turcotte était piqué. Le grand gaillard se prenait pour un genre d'anarchiste intangible qui n'obéissait que par sa propre volonté.

— Je me suis dit que je pourrais boire un coup, dit-il en singeant l'une de ses mimiques favorites.

Toto poussa son verre du pied, et dit :

— La bouteille est dans le tiroir à gauche de la console... Remplis aussi mon verre tant que tu y es !

P. D. Turcotte remplit les verres et se déplaça jusqu'à Toto pour lui apporter le sien, puis il se remit en arrière, les fesses appuyées sur le coin du bureau.

— Qu'est-ce que tu fais là aujourd'hui ? demanda Toto.

— On va tourner en double équipe.

— Ça n'a jamais bien marché dans le passé, mais bon...

— Je crois que plus personne n'en a rien à branler, dit P. D. Turcotte en éclatant de rire...

— Ouais...

— Ça a l'air de te faire quelque chose ?

— Oui et non...

— Enfin, ça payait plutôt bien le steak...

Soudainement, on frappa à la porte qui s'ouvrit aussitôt. Un jeune homme hésitant parut.

— Stan m'envoie vous chercher...

— T'es qui toi ? demanda Toto.

— Moi ? Je suis Pacho !

— C'est qui ça, Pacho ?

— Pacho Macaréna !

Toto Montbriard et P. D. Turcotte se dévisagèrent en faisant la même moue jumelle, typique de la circonspection persistante face à une évidence qu'on est inapte à comprendre. Tous les deux se demandaient : « Mais, putain, qui c'est ça Pacho Macaréna ? » Puis, Toto éclata de rire :

— Ah, j'y suis ! Toi, t'es le nouveau Bidule. OK Bidule, va dire à Stanislas qu'on arrive dans deux minutes.

— Euh... Il m'a dit : « si tu ne reviens pas avec eux, tu es viré ! »

— OK Pacho Macanena ! Avec un nom comme ça, tu dois aimer le rhum. Hein ?

Pacho était paralysé.

— Tiens ! prend mon verre, dit Toto Montbriard.

Puis, il se leva, alla à son tiroir, sortit un autre verre et le remplit avant de le vider cul-sec.

— Dis-moi, Pacho Macaréna, tu fais pas dans le porno toi hein ?

— Euh... quoi ? s'étrangla Pacho.

Turcotte riait. À ce moment, on frappa encore à la porte.

— Chhh... souffla Toto, c'est peut-être bien le nouveau Bidule... Désolé Pacho Macaréna... Pas un bruit, les enfants... murmura-t-il.

On frappa encore.

— Ouais, c'est peut-être bien un autre *nouveau* Bidule... Qui que ce soit, Pacho Macaréna, va lui dire que je suis en train de chier...

Pacho hésitait, comme n'importe quel sous-fifre le ferait face à une injonction contradictoire. Au moins, reconnaissait-il l'autorité de Toto Montbriard comme acceptable.

— Allez ! encouragea Toto.

Pacho Macaréna entrebâilla la porte avant de se retourner nerveusement vers les deux hommes hilares :

— Personne !

— C'est peut-être bien ton jour de chance alors ! Il se pourrait bien que tu sois Bidule encore quelques jours... Allez en route !

Les trois hommes se rendirent jusqu'à la salle de réunion, Pacho Macaréna en tête. Le jeune homme semblait s'impatienter du pas traînant que Montbriard et Turcotte mettaient un point d'honneur à ne pas précipiter.

— T'inquiète pas Pacho Macaréna ! Tout va bien se passer...

Lorsqu'il y avait une réunion plénière, pour éviter les impairs, les places étaient attitrées et désignées par des porte-noms. Le placement respectait un protocole savant qu'il était outrageant de ne pas respecter. Aussi, un incident faillit éclater quand Toto Montbriard constata que Colorado Duluth était assis à sa place.

Mais comme il était à côté de Tanja van Hove, Toto se déroba et prit le siège de Colorado.

— Bien ! dit Stan Durand. Tout le monde est là ! On va pouvoir commencer... Attendez... Bidule, va chercher des bouteilles d'eau... Là, ça va pas le faire sinon...

Pacho Macaréna sortit en trombe.

— Bon, reprit Marie Lewinski. Vous savez que nous devons amorcer la conclusion de la série. Après cinq ans d'aventure, nous allons lui donner une fin digne d'un opéra ! La première étape commence aujourd'hui par une modification de l'épisode en cours de tournage, où, tenez-vous bien, nous allons sacrifier l'enseigne Katia Aubrac.

— Bravo ! s'exclama Toto Montbriard en battant des mains.

Il ne fut imité par personne, mais s'ensuivit un brouhaha singeant l'étonnement : la rumeur s'était déjà répandue.

— Oui ! On peut applaudir ! Coco nous a pondu un final de toute grandeur ! reprit Marie Lewinski.

Sauf Toto, tout le monde se mit à battre des mains.

— Stan va maintenant nous faire la lecture du script, dit Marie Lewinski. Les dialogues sont en cours de finalisation et pourront encore changer, mais pas d'inquiétude, ils vous seront répétés pendant le tournage, au moyen d'une oreillette. Ce n'est pas optimal et nécessite beaucoup d'organisation, mais on doit limiter la post-prod aux seuls effets spéciaux. On va presque tourner les dernières scènes comme pour un épisode en direct, avec beaucoup de plans-séquences. Voilà ! Stan à toi !

— Bien ! Alors on reprendra après l'utilisation du *déphaseur quantique à résonances d'inflatons* qui, je vous le rappelle, s'il n'a pas pulvérisé la Galaxie, a néanmoins envoyé à la dérive l'*Astrolabe* et le vaisseau de classe *Krog* commandé par l'Archonte Gondegrould, lui-même, entré en rébellion au moment où l'Empire Galactique a accepté les pourparlers de paix.

Stan Durand releva la tête et dévisagea Patrick Tabour, alias l'Archonte Gondegrould, méconnaissable sans son maquillage.

— Donc, les deux vaisseaux sont à la dérive et n'ont presque plus d'énergie. Passons sur les détails, mais les deux équipages sont bien décidés à s'aborder dans le but de s'étriper mutuellement. Ils multiplient alors des trésors d'ingéniosité pour précipiter les vaisseaux l'un sur l'autre, chacun cherchant la meilleure tactique d'éperonnage. Finalement c'est l'*Astrolabe* qui est envahi. P. D. tournera les scènes du côté du vaisseau de classe *Krog*, et je tournerai celles de l'*Astrolabe*.

S'ensuivit la description d'une série de scènes où Stan Durand lisait les dialogues en désignant chacun des personnages qui devraient les dire. Toto Montbriard n'écoutait que d'une oreille tout en observant Tanja van Hove qui semblait bel et bien en train de tripoter Colorado Duluth. Toto se disait que ce type n'avait vraiment pas de limites, et se demandait, si au fond, il ne l'admirerait pas un peu. C'était une étrange réflexion, caractéristique des oscillations d'humeur dont Toto restait la proie. Puis, il se souvint qu'il le haïssait quand Stan Durand interrompit ses pensées en affirmant un peu trop fort :

— Bon maintenant Toto, c'est à toi pour le final !

Toto darda le metteur en scène avec le sérieux le plus concentré possible. Il cherchait surtout à ne pas trahir le fait qu'il avait perdu le fil, parce qu'il ne savait plus bien où on en était, et comment le capitaine Lasalle avait été blessé et s'était retrouvé pris au piège dans un local de maintenance en compagnie du lieutenant Karsy, inconscient, lui-aussi sérieusement blessé, et, bien entendu, de l'enseigne Katia Aubrac.

— « Enseigne Aubrac... Katia... Je n'ai pas le choix... C'est la seule façon de sauver l'équipage... Nous aurons une nouvelle chance de gagner la paix... Plus tard... Il y a si longtemps que nous faisons la guerre que nous pouvons bien la faire encore un peu, si cela permet de sauver vos vies à tous... Il n'y a pas d'autre possibilité... Je vais négocier ma reddition contre vos vies... Ils feront de moi ce qu'ils voudront... mais vous vivrez et pourrez transmettre mon message et les informations que nous avons récupérées à propos du fonctionnement de leur arme hyper-luminique... Ils ne doivent pas savoir que nous leur avons volé les plans... C'est pourquoi, dès que j'aurais l'assurance que vous êtes en sécurité, je me livrerai... mais, au lieu de me rendre, je ferai sauter l'*Astrolabe*, et je les emmènerai avec moi dans un grand éclair aveuglant qu'on verra très loin dans la Galaxie... » dit le capitaine Lasalle.

Toto Montbriard était sidéré par le tartinage... mais il était aussi un peu ému. C'est qu'on ne se refait pas tout à fait.

— « Non ! s'exclame l'enseigne Katia Aubrac », continuait Stan Durand. « Il y a une autre solution... Car vous savez qu'ils nous traqueront ! — Non ! Pas si j'emmène Gondegrould avec moi ! objecte le capitaine Lasalle. Que Gondegrould, meure et, comme dans une ruches, ses partisans se dévoreront avant d'être exterminés... Gondegrould est le dernier obstacle à la paix universelle dans la Galaxie... C'est pour cela que nous avons combattu durant tout un siècle... Tout ce que nous avons fait, tout ce pourquoi nous avons souffert, toutes les peines que nous avons infligées, tout cela nous a conduit à cet instant décisif... Ne voyez-vous pas... — Oh je le vois Capitaine... souffle l'enseigne Katia Aubrac. Henri... Je le sais maintenant... Et vous ne comprenez pas... Il y a un autre moyen... — Si seulement vous disiez vrai... répond le capitaine Lasalle. »

« Putain, c'est pas souvent que quelqu'un appelle le capitaine Lasalle par son prénom... cet enculé de Colorado Duluth est en train de faire fort », pensa Toto Montbriard.

— « ... Oh mais si ! Je peux remonter par les bobines Boppe-Cerdan et rejoindre la passerelle de secours... dit l'enseigne Katia Aubrac. De là je pourrai agir... — C'est impossible... objecte le capitaine Lasalle. Vous serez pulvérisée par les radiations ! — Non ! triomphe l'enseigne Aubrac. Les bobines sont désactivées depuis plus de huit heures maintenant... Les radiations ne seront pas supérieures à une sortie dans l'espace... ou peut-être deux ou trois... mais il n'y a aucun risque... — Oui peut-être ! concède le capitaine Lasalle. Dans ce cas, c'est à moi de le faire !... — Non Capitaine... assène l'enseigne Katia Aubrac. Vous êtes blessé... et je suis beaucoup plus mince que vous... »

À ce moment, Stan Durand releva la tête et la moitié au moins des gens présents dardaient la poitrine de Tanja van Hove qui selon toute vraisemblance serait un obstacle dans toute situation où il faudrait ramper dans un conduit de maintenance. Mais ce que ne pouvait pas faire Tanja van Hove, l'enseigne Katia Aubrac l'accomplirait sans difficulté !

— « Non ! C'est mon devoir ! s'emporte le capitaine Lasalle en saisissant les mains de l'enseigne Katia Aubrac », reprend Stan Durand. « Mais je ne vous laisserai pas ici... Faisons cela ensemble, vous allez m'aider. » Là le capitaine Lasalle essaie de se relever, il retombe, ses jambes ne peuvent plus le porter car le dos est à moitié brisé. « Vous voyez que c'est impossible ! reprend l'enseigne Katia Aubrac... Vous l'avez dit : tout nous a amenés à cet instant... Vous n'avez pas parlé pour rien de l'honneur et du devoir pendant toutes ces années... C'est mon instant ! Capitaine Lasalle, vous devez me laisser l'accomplir... Vous devez me laisser vous aider... Ce fardeau n'est pas celui d'un homme seul... — Oh Katia... gémit le capitaine Lasalle. C'est trop risqué... — Non... Henri... nous avons tout à gagner... le risque ne compte plus... Vous savez que c'est la seule chose à faire ! Si je parviens à rejoindre la passerelle de secours, je pourrai enclencher l'auto-destruction et ils n'auront pas d'autre choix que d'évacuer le vaisseau... Aucun des deux vaisseaux n'a assez d'énergie pour user des téléporteurs... ils devront fuir par où ils sont entrer... — Mais ils risquent de tuer tout le monde sur la passerelle... objecta le capitaine Lasalle. — Oui c'est vrai ! répondit l'enseigne Katia Aubrac, mais si cela fonctionne tout le reste de l'équipage sera sauf... — Non... reprend le capitaine Lasalle avec autorité. Il vaut mieux en revenir à mon plan, que je me rende et que je fasse sauter moi-même mon cher et fier vaisseau... — Mais vous voyez bien que vous ne pouvez pas... supplie l'enseigne Katia Aubrac. Dès que nous aurons fui par les nacelles qui fonctionnent encore, ils nous traqueront... et ils pourront user de leur arme hyper-luminique contre nos bases... Nous y perdrons plus que la guerre... Nous pourrions tous disparaître... — Oh Katia ! gémit à nouveau le capitaine Lasalle, tout en reprenant et serrant plus fort les mains de Katia. — Vous êtes un chef !... murmure-t-elle. Le meilleur que tout officier souhaiterait avoir... Alors contemplez le résultat de votre exemple ! Et laissez-moi accomplir mon devoir ! »

Stan Durand s'étrangla, but une pleine bouteille d'eau, puis reprit :

— Là, le capitaine Lasalle attire l'enseigne Aubrac vers lui. « Pourquoi ne m'avez-vous jamais aimée ? » murmure-t-elle.

— Quoi ! s'esclaffa Toto Montbriard. Non mais pardon ! Le capitaine Lasalle n'a fait que la rabrouer depuis qu'elle est sur la passerelle ! C'est complètement débile !

— Non... coupa calmement Colorado Duluth, c'est Toto Montbriard qui l'a maltraitée. La vérité c'est que le capitaine Lasalle a toujours été attiré par l'enseigne Aubrac, mais tu ne t'en es pas rendu compte... Le capitaine est un homme austère et secret. Il a voué toute sa vie au service des Planètes Terriennes. Sa seule maîtresse est son vaisseau, sa seule faiblesse son équipage tout entier. Mais il reste un homme, et il se dévoile enfin, tel qu'il est en lui-même.

Toto Montbriard sentait le poids des regards de l'assistance tout entière. Même Turcotte, habituellement sans foi ni loi, impropre à l'obéissance aveugle, le regardait avec un air de défaite. Toto se déroba encore en levant les yeux aux plafonds.

— Je reprends ! coupa Stan Durand avec assez d'autorité pour faire taire les deux boucs. « Pourquoi ne m'avez-vous jamais aimée ? » murmure l'enseigne Katia Aubrac. « Oh Katia... » répond le capitaine Lasalle. Aussitôt, il tire encore ses mains pour l'amener plus près, et ils s'embrassent !

— Non, mais Stanislas, c'est du délire... interrompit encore Toto... Déjà avec ses nibards et avec le costume serré qui les décuple encore, il y a aucune chance qu'elle se retrouve à moins de cinquante centimètres de mon visage... À la limite, elle ferait mieux de me faire une branlette espagnole... Là au moins ça aurait du sens.

Tanja van Hove éclata de rire.

— Même pas dans tes rêves !

— Ça suffit maintenant ! dit Marie Lewinski. Il faut qu'on avance.

— Bon, ils s'embrassent... reprend Stan Durand. On verra sur le plateau pour les détails... tout le monde a compris je pense. Katia Aubrac s'engage dans le conduit de maintenance qui mène à la passerelle de secours en passant par les bobines Boppe-Cerdan, et pendant tout le temps du parcours, l'enseigne Aubrac et le capitaine Lasalle discutent avec leurs communicateurs... Me demandez pas pourquoi ils ne sont pas brouillés, qu'ils marchent encore, et que personne ne les entend... Je suis sûr qu'il y a une explication valable.

— Oui, on règlera ça, confirma Colorado Duluth.

— Bon une dernière objection, et après je vous jure que je me tais, coupa encore Toto Montbriard. Dites-moi les enfants : l'enseigne Katia Aubrac n'est-elle pas censée être une lesbienne dominatrice ?

— On y arrive... on y arrive... dit Colorado Duluth en souriant.

— Oui, c'est vrai que ce sera un problème, reprit Marie Lewinski.

— Nous avons déjà tranché la question, dit Stan Durand. Mais si tu veux revenir dessus, il va falloir qu'on revoie encore tous les plans avec le siège.

— Non, non... tant pis. On gèrera.

— Poursuivons alors... Le capitaine Lasalle et l'enseigne Aubrac parlent au moyen des communicateurs. Pour limiter la surcharge en effets et tournages, on ne verra pour le moment que le visage de Toto, et Tanja ne sera présente que par la voix. « Vous vous souvenez du jour de mon arrivée sur le vaisseau ? demande l'enseigne Katia Aubrac. — Comme si c'était hier... répond le capitaine Lasalle. C'était sur le quai d'embarquement... mais je ne savais pas encore qui vous étiez... Je n'avais pas encore reçu votre ordre d'affectation. — Vous m'avez souri... et j'ai rougi, dit l'enseigne Katia Aubrac. — C'était la plus belle chose que j'avais jamais vue... répond le capitaine Lasalle. »

Toto Montbriard ricana.

— « ... La fraternisation entre officiers n'est plus interdite depuis des siècles, alors pourquoi n'avoir jamais rien entrepris ? demande l'enseigne Katia Aubrac. — J'y ai songé... je vous l'avoue... répond le capitaine Lasalle, et puis j'ai surpris une conversation entre le lieutenant Karsy et le lieutenant Sydoine... ils disaient que vous n'étiez pas intéressé par les hommes... — Oh ! Henri ! êtes-vous donc si bête ? dit Katia en riant. — C'était faux ?... interroge le capitaine Lasalle. — Henri, la rumeur est donc vraie... ajoute Katia Aubrac... Vous pouvez tout comprendre dans l'univers, sauf ce qu'une femme ressent !... »

Toto Montbriard éclata de rire pour ne pas s'étouffer !

— Putain de bordel de merde ! Duluth, là tu vas trop loin... interrompit-il.

— Ça suffit ! dit Stan, moi aussi j'en ai marre de tes commentaires ! Si tu ne peux pas être professionnel deux minutes, tu peux y aller... Tu as le texte et, de toute façon, on te le dira dans l'oreillette.

Toto n'avait pas l'habitude d'être humilié en public. Il se renfrogna tout à fait. Il se maudissait aussi d'être assez désabusé pour ne pas avoir le panache du capitaine Lasalle et demander la réparation immédiate de cet affront.

Sans attendre de réaction, Stan Durand reprit :

— « Où en êtes-vous ? demande le capitaine Lasalle. — J'y suis presque... murmure l'enseigne Aubrac. — Est-ce que tout va bien ?... s'inquiète le capitaine Lasalle. — Oui... je suis juste un peu essoufflée... dit Katia d'une voix basse. — Vous allez devoir déverrouiller le panneau... reprend le capitaine Lasalle. Voulez-vous que nous revoyions la procédure ?... — Non tout ira bien !... Henri... — Et pour le terminal du cockpit... vous vous souvenez des codes que je vous ai communiqués ?... poursuit le capitaine Lasalle. — Oui, tout ira bien... Vous savez que je devais être ingénieur au début... rappelle Katia. — Non je l'ignorais... répond le capitaine Lasalle. Ou peut-être l'ai-je su... oui... Finalement vous avez choisi l'académie militaire ? — Oui... je voulais commander un jour... confesse-t-elle timidement. — Vous commanderez un jour, c'est certain... approuve le capitaine Lasalle. Vous êtes sûre que tout va bien ?... Votre voix... — Oui, tout va bien... répond-elle. — Katia ! dites-moi la vérité ! s'emporte le capitaine Lasalle. — J'ai peut-être sous-estimé les radiations des bobines Boppe-Cerdan... mais tout ira bien... après une heure ou deux dans un décontaminateur !... — Katia !... Vous vous êtes jouée de moi ? — Non... Henri... mais je savais qu'il y avait un risque... J'ai agi en officier... Ne me le reprochez pas... — Où êtes vous maintenant ? demande doucement le capitaine Lasalle. — J'y suis presque. — Est-ce que vous avez déverrouillé le panneau ? — Pas encore... » À ce moment, le plan bascule sur Katia Aubrac où on voit qu'elle est déjà sur la passerelle de secours... Elle tape sur un terminal... Puis elle redescend avec un *phaseur* de maintenance dans le conduit qui mène aux bobines Boppe-Cerdan. Le plan revient sur Lasalle. « Enseigne Aubrac ! Vous devriez déjà être arrivée ! s'emporte le capitaine Lasalle... — Oui... je suis si fatiguée Henri... Laissez-moi encore quelques minutes... — Sortez de là, je vous en supplie !... gémit-il. » Le plan rebascule à nouveau sur Katia qui farfouille dans les conduits avec son *phaseur* de maintenance. Nouveau retour sur le capitaine Lasalle... « Katia ? Qu'est-ce que vous faites ? Ne me dites pas que vous y êtes presque... — Henri, ne m'en voulez pas... Je vais mettre fin à cette guerre... — Mais qu'est-ce que vous faites à la fin ?... Sortez de là... Enseigne Aubrac... C'est un ordre ! dit le capitaine Lasalle, la voix suppliante et étranglée... — Je savais qu'il n'y avait pas de retour, Capitaine... Je ne pouvais pas risquer la vie de nos amis... — Mais qu'est-ce que vous avez fait ?... — Je suis heureuse parce que cette victoire sera la votre... parce que c'est vous qu'on récompensera... — Katia, par pitié, répondez-moi... Croyez-moi, quand je dis que, pour vous, j'aurais donné les mondes... — *Dans un mois, dans un an, comment souffrirons-nous, / Seigneur, que tant de mers me séparent de vous ? / Que le jour recommence et que le jour finisse, / Sans que jamais Titus puisse voir Bérénice, / Sans que de tout le jour je puisse voir Titus !* récite l'enseigne Aubrac. — Katia ! crie le capitaine Lasalle. Enseigne Aubrac ! » Soudainement, l'énergie revient dans tous le vaisseau, les envahisseurs et l'archonte Gondegrould sont expulsés dans l'espace ! Le plan revient sur le capitaine Lasalle : « Katia ! Katia ! Enseigne Aubrac ! Katia ! Répondez ! » Le plan bascule sur l'intérieur des bobines Boppe Cerdan où on voit le visage rayonnant et soulagé de Katia Aubrac, dont le corps est aussitôt vaporisé par une lumière aveuglante. Fin de l'épisode.

Sauf Toto Montbriard, tout le monde était debout et applaudissait. Même Turcotte essuyait ses larmes et battait des mains en mesure. Tanja van Hove pleurait abondamment et elle était tombée dans les bras de Colorado Duluth qu'elle embrassait de joie, partout sur le visage, avec cette énergie unique au monde. Resté assis, Toto avait les yeux allumés et secouait mécaniquement la tête de droite à gauche...

— Mais vous êtes tous fous ma parole ! Ça n'a aucun putain de sens ! murmura-t-il.

La voix de Toto était si faible que personne ne l'entendait plus.

— Début du tournage à quatorze heure ! cria Stan Durand. Merci à tous pour votre disponibilité ! Et soyez patients, car les plannings risquent d'être instables dans les deux jours qui viennent. Tout le monde doit être mobilisé, même les figurants et les troisième rôles.

— Ça va nous coûter un max, dit pour elle-même Marie Lewinski. Oh, et puis on s'en balance ! Allez tous ! Au boulot maintenant ! Et courage ! Une nouvelle fois nous serons à bon port !

8

De retour dans sa loge, Toto Montbriard était en état de sidération. Même dans sa période de dépression, durant la troisième saison, le capitaine Lasalle n'avait pas subi un tel choc. D'ailleurs, à l'époque, Toto n'avait pas su bien trouver le ton à donner au capitaine Lasalle. L'acteur avait la névrose cynique quand le personnage était littéralement possédé par une forme de lassitude auto-destructrice.

Toto se servit un nouveau verre de rhum et constata qu'il n'était même pas onze heures. Il chercha en vain dans son tiroir un cachet de *trifalgon*, puis fouilla nerveusement dans les poches de son blouson... Il était à sec... Plutôt que de ressortir de sa loge, Toto appela Turcotte sur son téléphone mobile.

— Ouais ? dit Turcotte.

— T'es toujours dans la salle de réunion.

— Ouais... on se répartit les tâches.

— T'as du *trifalgon* ?

— Non ! Et toi ?

— Plus sec que sec !

— Oh putain ! T'as appelé le pharmacien ?

— Il décroche jamais avant cinq heures du soir. À cette heure il roupille.

— Foutre ! je ne vais pas pouvoir bosser dans cet état-là !

— Tu crois que je peux moi ? Avec ce qu'ils m'ont fait !

— N'exagère pas trop quand même ! Pour une fois que Colorado Duluth fait ce qu'on attend de lui...

— Putain, t'as même pas remarqué qu'il avait collé une réplique de *Bérénice* exprès pour me faire chier... Sans déconner, moi, je voulais juste qu'ils la virent, cette connasse... Et là, ils en font une putain d'héroïne !

— Bon, écoute, on en reparle plus tard si tu veux... Là, j'ai du boulot... Et franchement, tu serais un super pote si tu nous trouvais rapidos du *trifalgon* ou n'importe quoi d'autre...

— C'est qui que j'entends derrière, là, qui braille comme ça ? C'est Stanislas ?

— Ouais, il s'en prend à Bidule.

— Envoie-le moi, si tu veux bien.

— Qui ça Bidule ?

— Bah ouais... qu'est-ce que tu veux que je foute avec l'autre enculé ?

Après avoir raccroché, par acquis de conscience, Toto essaya d'appeler son pharmacien. Mais, dans cet univers, il restait quand même quelques constantes fondamentales inviolables, même dans l'imagination de Colorado Duluth. L'une d'entre elles est que les hiboux sont des oiseaux de nuit.

Au même moment où Toto reposait son téléphone sur la table, on frappa. Aussitôt, Pacho Macanéna ouvrit la porte et passa la tête.

— Vous m'avez fait demander ?

— Entre et ferme la porte.

— Première chose, Pacho Macaréna, tu m'en veux pas si je ne t'appelle pas Bidule ?

Pacho Macaréna sourit et dénia de la tête en faisant la moue. Il semblait avoir un peu plus d'assurance.

— Deuxième chose, Pacho Macaréna, je ne sais pas comment tu fais avec les autres, mais quand on frappe chez moi, on attend que je réponde avant d'entrer. C'est vu ?

— Je m'excuse... oui... Désolé Monsieur Montbriard.

— Troisième chose... Comme tous le monde ici, tu vas commencer par m'appeler Toto. C'est un nom chèrement acquis. Ce n'est pas de la familiarité mais une forme de respect. Tu comprends ?

Pacho Macaréna secoua la tête en signe d'assentiment.

— Maintenant, Pacho Macaréna, tu vas me dire, si, oui ou non, tu es en mesure de me trouver dans l'heure qui vient une cinquantaine de pilules de *trifalgon* ou de quelque chose d'approchant ?

Pacho Macaréna ouvrit de grands yeux puis dit :

— Je peux vous avoir tout de suite quelques cachets de *kaléïdogon* qui viennent d'Espagne, dit-il en sortant un tube de sa poche.

— Non, je ne veux pas de ces putains d'ersatz hygiénistes de chez Arlon Dusk. Et puis je n'ai pas besoin de me sentir beau.

— Écoutez, j'ai bien un truc là, mais ça n'a pas de nom...

Pas impressionné, Toto Montbriard fit la moue...

— C'est un truc bricolé par un compañero de la fac. Un chimiste. Il a réussi à pirater une formule de chez *Arlon Dusk Pharmaceuticals* pour le traitement de la douleur...

— J'ai pas mal aux dents putain...

— Non... c'est pas ça... c'est encore expérimental... mais ça défonce la tête... Croyez-moi... Le hic, c'est les trous noirs et la dépendance... Mi compañero y travaille mais, le problème ce sont les essais... pas randomisés du tout...

— Putain Pacho Macaréna ! Regarde-moi... J'ai passé l'âge d'être un cobaye ou de me taper un *trip* parano... Il faut que je sois défoncé et lucide à la fois...

Pacho Macaréna n'avait jamais remarqué que le *trifalgon* permettait de rester lucide, mais il ne contraria pas les illusions de Toto Montbriard.

— Comment t'as atterri ici Pacho Macaréna ?

— J'ai laissé tomber médecine quand ils ont rétabli le *numerus clausus* et décrété la fin du conventionnement au profit de la collectivisation. Et puis, les trois quarts des toubibs ont été jetés à la rue avec la mise en place des cabines Castex-Véran. Les gens aiment toujours autant les docteurs Knock, mais maintenant, il faut que ce soit gratuit... Ils se sont habitués...

— C'est le sort de tous les supplétifs de toutes les guerres d'être lâchés par ceux qu'ils servent... dit laconiquement Toto

Montbriard... Dis-moi, sans déconner, Pacho Macaréna, c'est pas ton vrai nom hein ?

— Si...

— Putain...

Pacho Macaréna haussa les épaules.

— T'étais à la réunion pour la lecture du script ?

— Ouais...

— T'en as pensé quoi ?

Pacho se mit deux doigts dans la gorge et simula un vomissement. Toto Montbriard éclata de rire.

— Je ne sais pas bien pourquoi, mais je t'aime bien Pacho Macaréna.

À ce moment, on entendit hurler : « Bidule !... Bidule !... Dernier appel avant que je te vire ! »

— Tu veux me faire plaisir ? Fous-lui du laxatif dans son jus de concombre à cet enculé !

La parenthèse était terminée. Déjà prêt à courir servilement vers Stan Durand, Pacho Macaréna allait sortir de la loge quand Toto l'arrêta encore sur le seuil de la porte :

— Et du fromage ? Tu peux me trouver du fromage ? Le plus puant et le plus fait que tu pourras. Une pâte molle et collante ? Un truc bien français de chez français. Tu peux m'avoir ça ?

Pacho Macaréna fit une moue approbative qui signifiait « ouais, je suppose que ça c'est encore dans mes cordes... »

— Avant quatorze heures ?

— Je m'en occupe ! conclut Pacho.

— Et non pasteurisé, si tu peux !

Une fois seul, Toto Montbriard se resservit du rhum. Contrairement au *trifalgon*, l'alcool « nature » finissait par lui donner la nausée. Et puis, le rhum était trop sucré, alors c'était un peu écœurant à la longue.

De guerre lasse, et parce qu'il tenait quand même à sa réputation d'être un bon professionnel, Toto Montbriard s'attaqua enfin au script qu'on lui avait remis à la réunion. La seule scène pénible qu'il fallait préparer, c'était toute la partie où il était en tête-à-tête avec Tanja van Hove. Il lui fallait vraiment sa dose de *trifalgon*. « Tant pis ! Puis merde ! » se dit-il en sortant de la loge.

Toto Montbriard n'eut pas de mal à retrouver Pacho Macaréna, mais il fut plus difficile de l'arrêter, car celui-ci courait dans tous les sens comme un poulet sans tête. Toto Montbriard voulait aussi rester discret.

— T'as un échantillon de ton truc ? demanda-t-il enfin.

Pacho Macaréna répondit en hochant franchement de la tête et, d'un geste habile, plaça aussitôt un morceau de papier plié en huit dans la main de Toto.

Toto cligna de l'œil et glissa la dose dans sa poche sans même regarder. Puis, il partit sans remercier ni demander son reste. Pacho Macaréna hésita à le rappeler, mais, au même moment, on entendit « Bidule ! Au pied ! » Du coup Pacho n'eut pas le temps d'avertir Toto que, dans l'état actuel de la formule, il fallait boire beaucoup d'eau, à cause des effets déshydratants et diurétiques.

Une heure après avoir ingurgité le cachet qui n'avait pas de nom, Toto Montbriard en était à sa dixième relecture de cette scène appelée à devenir mythique. Il se disait : « Putain de Bidule... ce machin ne fait aucun effet !... » Cependant, Toto ne se souvenait plus du passage dans sa loge de Sarah Broutille, la script-girl, qui lui avait dit que le tournage débuterait finalement à quinze heures, en précisant aussi qu'il faudrait qu'il soit au maquillage au moins quarante-cinq minutes avant. D'autre part, il était déjà allé quatre fois aux toilettes.

Lorsqu'on frappa sur la porte en criant : « Maquillage dans un quart d'heure ! », Toto constata qu'il avait subi une translation temporelle digne d'un mécanisme inventé par Colorado Duluth dans ses façons de résoudre tous les problèmes avec ce genre de conneries sans limites où, dans un monde dépourvu de physique réelle, toutes les violations des lois naturelles sont permises.

Quand, une seconde plus tard, Toto reconnut le visage de Pacho Macaréna, il avait fait un nouveau saut de dix minutes, qui fut confirmé quand Pacho dit :

— On vous réclame au maquillage.

Pacho déposa aussi sur le bureau une boite en plastique hermétique :

— Votre fromage, ajouta-t-il. Ah oui... j'ai oublié de vous dire tout à l'heure... surtout buvez beaucoup d'eau...

Les conseils arrivaient trop tard... Toto Montbriard était totalement parti, déshydraté, mais son visage était paradoxalement lumineux et comme habité... Sa voix était un peu emphatique sans être traînante... On voyait qu'il avait pris quelque chose, mais le désastre était incertain parce qu'il était surtout invisible.

— C'est pour quoi faire le fromage ? demanda Pacho Macaréna.

— L'enseigne Katia Aubrac, alias Tanja van Hove, va se souvenir longtemps de son dernier baiser... Je ne sais pas comment Stanislas a prévu la scène, mais j'ai bien l'intention d'y mettre toute la langue...

— Enfin, méfiez-vous quand même, parce que je crois bien qu'en ce moment Tanja est en train de tailler une pipe à Colorado Duluth.

Toto Montbriard éclata de rire.

— C'est impossible de lutter contre un mec qui n'a foi en rien.

« Acteurs au maquillage maintenant ! » hurla Stan Durand. « Bidule !... Ici !... Tout de suite !... »

— Ah... Pacho Macaréna...

— Oui...

— Ah Pacho... Pacho... Pacho Macaréna...

— Oui, quoi ?...

— Ta drogue c'est de la merde... aucun effet sur moi... mais je t'aime bien.

« Bidule !... Tout de suite !... Ça veut pas dire demain !... »

— Putain... dit Pacho Macaréna... Je vais sûrement me faire virer quand ils verront dans quel état vous êtes...

— Tu sais rien toi hein ?... Tu n'as qu'à dire « action ! » et tu vas voir ce que tu vas voir...

Une heure plus tard, Toto sortit du maquillage, dans un costume impeccable... Le saut temporel n'avait laissé aucun souvenir... Il se frotta les dents et porta les doigts à son nez... Il songea au fromage resté dans sa loge, mais haussa les épaules.

— Toto, Tanja, plateau 6. Maintenant !

Finalement, Colorado Duluth et Stan Durand avaient décidé de supprimer le lieutenant Karsy de la scène.

— Mise en place des oreillettes !

Le technicien s'occupa d'abord de Tanja, puis, quand il s'approcha de Toto pour l'équiper avec une oreillette intra-auriculaire dernier cri, et fraîchement sortie des industries Arlon Dusk, celui-ci le repoussa violemment :

— Garde tes merdes !

— Toto... voulut intervenir Stan.

Toto le coupa aussitôt en faisant un geste de la main et, d'un trait, il récita toute la scène sans faire la moindre pause, à toute vitesse, en prenant une voix grave pour son propre rôle, une voix neutre pour les didascalies, et une voix aiguë pour le rôle de Tanja, puis il recommença à l'envers. Le tout en moins de trois minutes.

— OK... Pas d'oreillettes pour Toto !... conclut Stan Durand sur un ton laconique qui agrandissait encore des yeux ébahis. Bidule ! Script-girl ! Répétiteurs ! En place ! Dans cinq... quatre... trois... Et...

— Montre-moi tes dents, coupa Toto en s'adressant à Tanja...

Celle-ci sourit et retroussa ses babines.

— C'est quoi encore ? demanda Stan.

— Souffle, interrompit Toto en collant son nez à la bouche de Tanja.

Tanja éclata de rire. Ce fut suffisant pour constater qu'elle avait l'haleine fraîche, et même très fraîche.

— Bon... dit Stan Durand... En place ! Dans cinq... quatre... trois... Et... Deux... Et Ac... tion !...

Quand il revint à lui, après le plus long trou noir de la journée, Toto Montbriard était dans sa loge, en compagnie de P. D. Turcotte, Stan Durand, Colorado Duluth, Tanja van Hove, et Marie Lewinski.

— Hein quoi ! Qu'est-ce qui se passe ? demanda Toto comme s'il se réveillait d'un sommeil de plomb.

Au même moment, Pacho Macaréna apporta du champagne et des verres.

— Mets-ça là, et sers nous, dit Marie Lewinski en désignant la console.

— Quelle journée !... dit Stan Durand. Je dois bien le dire Toto, tu m'as fait un peu peur ce matin... Mais là je dois dire que tu m'as rappelé pourquoi je fais ce métier...

— La fin de *Capitaine Lasalle* va être grandiose ! enchérit Marie Lewinski.

— La journée de demain sera une formalité, dit Stan Durand. On a bien fait de commencer par le plus dur.

Toto cherchait dans ses souvenirs, mais rien n'affleurait. Aussi confondait-on facilement sa circonspection avec de la fatigue. Il n'avait même pas le moindre flash. Néanmoins il se sentait assez vidé pour que ni la présence de Tanja van Hove, ni celle de Colorado Duluth, ne lui paraissent hostile. Même Stan Durand, qui ne buvait jamais d'alcool, trempait ses lèvres dans sa coupe.

— Bon, pour ceux que ça intéresse, tour d'horizon des rushs dans vingt minutes, dit Stan Durand.

Il sortit aussitôt, laissant sa coupe à moitié pleine, et déjà il hurlait :

— Bidule !... Ici Bidule !...

Ils burent à peu près en silence. Puis, après que chacun fut reparti vaquer pour ce qu'il avait à faire, Toto Montbriard se rendit compte qu'il avait très soif. Il vida plusieurs verres d'eau, et, au lieu de rentrer chez lui, partit à la recherche de Pacho Macaréna. Il le trouva en sueur en train de charrier on ne savait quels cartons.

— Putain... ton truc... là... plus jamais... Je crois que j'ai perdu la boule... Qu'est-ce qui s'est passé ?...

— Tout s'est très bien passé, dit Pacho Macaréna.

— Putain, je ne me souviens de rien ! Nada ! Que tchi !

— Vraiment ? dit Pacho Macaréna en riant.

Tout à coup, Toto constata qu'il y avait beaucoup de monde encore sur le plateau.

— Bidule ! Rushs maintenant, appela Stan Durand.

Alors qu'il ne le faisait jamais, non plus qu'il ne regardait les épisodes quand ils étaient diffusés, mais seulement des mois plus tard, Toto suivit Pacho Macaréna jusqu'à la salle où la production avait pris l'habitude de contrôler les rushs et sélectionner les scènes quand il y avait eu plusieurs prises qui se valaient.

Toto eut la surprise de voir qu'il y avait pas mal de monde ici aussi. Sur le moment, il n'avait pas compris qu'une sorte de rumeur s'était répandue. Puis on diffusa la totalité des séquences, qui, une fois montées, allait devenir l'une des scènes cultes de la série *Capitaine Lasalle.*

Pendant quelques temps, les yeux exorbités, Toto Montbriard se demanda qui était le type en train de jouer le rôle du capitaine Lassalle. Il restait abasourdi, et le fut plus encore quand, à la fin du visionnage, tout le monde se mit à applaudir comme dans un tombereau. Il ne faisait plus de doute, qu'en dépit de ses frasques, Tanja allait devenir une grande vedette. Mais Tanja n'était pas là. Elle n'était pas venue chercher un moment de vanité, dont elle n'avait peut-être pas idée. Tout le monde le regardait lui, Toto Montbriard, et redoublait en le saluant, comme on s'incline devant un grand maître ou un grand sage. C'était stupéfiant. Et en même temps, Toto ne se rappelait de rien. « Putain de Pacho Macaréna... », pensait-il.

Mais le plus singulier, était encore à venir.

Quand Toto se retrouva seul avec P. D. Turcotte, il lui fit cette étrange confidence :

— Putain, je crois que je suis tombé amoureux de l'enseigne Katia Aubrac.

— Non, mais elle n'a rien dans le crâne et tout dans les nichons... tu veux juste la baiser, comme nous tous.

— Non ! Tu ne comprends pas ! Je ne parle pas de cette connasse de Tanja van Hove... Rien à cirer d'elle... Je te parle de Katia Aubrac.

DEUXIÈME PARTIE

1

Il s'était écoulé six semaines depuis le tournage de l'épisode de *Capitaine Lasalle* conclu par le sacrifice héroïque de l'enseigne Katia Aubrac. Six semaines, c'était aussi la durée moyenne entre le tournage et la diffusion d'un épisode quand la saison battait son plein. Ce soir, le public découvrirait concrètement le tournant pris par la série après la décision entérinée de l'amener à sa conclusion. Il ne restait maintenant plus que deux chapitres à tourner. La fin prendrait la forme d'un double-épisode qui verrait le retour de la paix dans la Galaxie, le triomphe du capitaine Lasalle, élevé au rang d'amiral, et aussi une brève apparition de Tanja van Hove pour un *flash-back* des plus mielleux.

Toute l'équipe était maintenant sur les rotules. L'ambiance d'improvisation, qui s'était imposée par la force des événements consécutifs aux frasques de Tanja, ne s'était pas relâchée, et la tension avait crû à mesure que l'organisation s'était déstructurée. En particulier, on avait continué à tourner en double-équipe, et cela n'était pas sans causer des difficultés de nature à augmenter la dispersion des forces et accroître les ressentiments. Le budget aussi avait sensiblement dévié.

Néanmoins, grâce à Colorado Duluth, à la mobilisation des acteurs, et à l'engagement des techniciens, beaucoup sentaient que la série deviendrait *culte* et qu'il ne faudrait pas longtemps pour cela. Tous les personnages auraient leurs fétichistes dans les conventions, et les acteurs auraient leur part des rogatons liés aux nombreux produits dérivés.

Dans le monde de la culture de *masse*, tel qu'il était maintenant, fait de peu de nutriments et de beaucoup de matière fécale, « devenir culte » était le mieux qu'une œuvre audiovisuelle pouvait espérer pour sa postérité, quand elle bénéficiait aussi aux acteurs d'une manière inespérée. Ceux-là entraient dans une sorte de légende, leurs carrières devraient-elles s'achever du même élan. Ils pénétraient alors dans un espace où on ne les oubliait pas parce qu'ils suscitaient un genre de nostalgie ; mais aussi, certains restaient durablement inemployables à cause de l'incarnation qu'ils représentaient au point qu'il devenait difficile de distinguer l'acteur du personnage ; souvent, ils n'avaient qu'un talent moyen mais les circonstances leur avaient permis de l'exploiter jusqu'au bout, sans véritable espoir de récidive : le paradigme de ce genre d'acteur était par exemple l'américain Mark Hamill.

À la fin de la dernière journée de tournage de la semaine, une partie de l'équipe avait décidé de se rejoindre pour assister ensemble à la diffusion de l'épisode du vendredi soir. Ils ne jouissaient en effet d'aucun privilège et le nombre de personnes autorisées à voir un épisode complet avant sa diffusion était très réduit.

Depuis deux semaines, une bande-annonce était diffusée sur *Disflix Prime*, mais aussi sur un nombre conséquent de réseaux partenaires, et parfois concurrents. La chaîne avait réussi à faire de l'épisode de transition un événement considérable, ce que les *data* avaient confirmé en dénotant un pic d'abonnements, et surtout une part de réabonnements sans précédent. D'autre part, le nombre d'abonnés qui revoyaient la série depuis ses débuts avait crû de cinq cents pour cent. Secrètement, Marie Lewinski espérait intégrer le top 3 des séries phares, et, encore plus follement, rêvait même de la première place, ce qui lui vaudrait un bonus conséquent et un séjour en villa de luxe sur une île paradisiaque de la Caraïbe.

Fidèle à sa réputation de misanthrope, Toto Montbriard avait décliné l'invitation bienveillante de se joindre à la petite équipe. Néanmoins, il s'était attardé sur le plateau à cause de Pacho Macaréna. Pacho devait en effet lui livrer un nouvel échantillon amélioré de cette drogue toujours en état de développement et qui, en alternant améliorations et régressions, restait un puissant succédané du néant. Aussi, à cause de ce retard, Toto Montbriard ne put éviter de rencontrer Colorado Duluth, et surtout Tanja van Hove, qui, quant à eux, avaient accepté l'invitation.

Toto n'avait plus revu Tanja depuis le dernier jour de tournage, six semaines auparavant. Même la scène grandiose des obsèques, sur laquelle débutait l'épisode d'après, et qui serait diffusé la semaine prochaine, n'avait pas eu besoin d'images supplémentaires que celles déjà tournées dans le passé.

Malgré l'air familier, Tanja van Hove ressemblait déjà moins à l'enseigne Katia Aubrac. Mais le plus surprenant était que Tanja avait à nouveau fait réduire sa poitrine à sa taille primitive. « Tout ça pour ça... » se dit Toto Montbriard.

La circonspection fut cependant de courte durée. En effet, devant les interrogations de ses anciens condisciples et les gloussements d'étonnement, Tanja expliqua qu'elle avait en réalité fait un *upgrade*, et qu'elle bénéficiait maintenant des tout derniers implants à mémoire de forme produits par les usines Arlon Dusk, dont elle fit aussitôt la démonstration en utilisant une application de son téléphone mobile. En un seul clic, ses seins doublèrent alors de volume, ce qui restait imprudent parce que son soutien-gorge n'était pas si élastique pour supporter de telles variations. Ce que Tanja trahit par un rictus de douleur caractéristique. Aussi ne resta-t-elle pas longtemps dans cette configuration inconfortable et rétablit les paramètres d'origine. « Il était évident que la société de l'homme augmenté commencerait par les grosses pines et les gros nichons, avant de chercher éventuellement à traiter quelques handicaps les plus courants, c'est à dire les seuls monnayables, et que France-Santé accepterait de couvrir. Les technologies les plus avancées n'iraient jamais qu'aux plus fortunés. Cela dit, les *hackers* auraient de quoi s'amuser... », se disait Toto Montbriard.

Après avoir récupéré sa commande auprès de Pacho Macaréna, qui avait gagné en assurance depuis qu'il avait battu le record de longévité absolu de toute la longue lignée des Bidules, et sans faire preuve d'amertume, Toto salua la petite troupe en leur souhaitant de passer une bonne soirée et un bon weekend.

Au moins, depuis que la décision d'arrêter la série avait été prise, Toto ne passait plus systématiquement la majorité de ses soirées avec Stan Durand ou P. D. Turcotte. En effet, si on lui avait conservé son titre de «producteur exécutif», l'acteur vedette n'intervenait plus dans la moindre orientation du scénario, tout comme il s'abstenait de faire des commentaires sur le plateau dans le but de régler plus finement les scènes. D'ailleurs, il n'avait pas protesté de sa relégation, et il était à peu près certain que s'il l'avait fait, il serait en ce moment avec Stan Durand et P. D. Turcotte pour discuter du déroulement des derniers tournages. Mais chacun s'était accommodé de la situation, dans ce monde où il faut prendre ce qui est à soi et ne pas espérer qu'on vous le ramasse quand vous le laissez choir.

Avant de rentrer chez lui, Toto fit un détour par le *Temple d'Aphrodite* dans le but d'utiliser son coupon bimestriel gratuit fourni par France-Santé. Il savait déjà que la recherche «enseigne Katia Aubrac» donnerait un *full match* et que dans une demi-heure, il chevaucherait furieusement le mannequin en silicone de la belle héroïne affublée de son costume complet, sans oublier les longues bottes «de salope», la jupe courte, et, hélas, les gros seins. Toto Montbriard prit aussi une pilule de *trifalgon*, réservant le cachet expérimental de Pacho Macaréna pour les moments les plus tendus. La drogue n'avait toujours pas de nom, aussi Toto, qui aimait nommer les choses, l'avait baptisée lui-même *nihilon*. Quel que soit le succédané qu'il prenait, il était maintenant pénible à Toto de passer les weekends sans sa dose.

2

Toto n'attendait pas de visite. Aussi fut-il méfiant quand on frappa à la porte. C'était d'autant plus inattendu que l'immeuble de *standing* dans lequel il vivait était sécurisé par les derniers gadgets connectés fournis par les entreprises Arlon Dusk. Par exemple, les visiteurs étaient toujours contraints de respecter un protocole qui débutait systématiquement par un contact par le visiophone. Il restait possible d'avoir affaire à un voisin, mais, dans ce genre d'immeubles, choisis pour cela, la discrétion était une règle de vie. D'ailleurs la copropriété payait fort cher un ensemble de services faisant qu'il était plus efficace de solliciter un professionnel avec un haut niveau d'engagement et de disponibilité, plutôt que de compter sur l'entraide entre voisins. La communauté se réduisait surtout à une juxtaposition d'ilotiers honorablement fortunés, parfois célèbres, et qu'on définissait au début du millénaire comme une élite en voie de sécession, bien décrite à la fin des années 90, aux États-Unis, par Christopher Lasch. Le séparatisme avait été consommé en Europe lors de la dernière crise économique, née dans la traîne de l'étrange pandémie et des conséquences de la dernière guerre européenne, dont l'aboutissement fut l'organisation de la pénurie par le triomphe du revenu universel et du divertissement, qui, dans la démocratie libérale précipitée sous la forme d'un communisme inégalitaire, était le meilleur moyen de contrôler la colère des indigents.

On frappa à nouveau à la porte, arrachant encore Toto à ses pensées perdues, qu'il croyait lucides, à propos des évolutions funestes de la société. Confus à cause de la drogue, il avait déjà oublié et dut se refaire une seconde fois la réflexion : qui pouvait bien passer outre les systèmes de sécurité et de contrôle ?

Toto se traîna jusqu'à la porte et activa le visio-œil-de-bœuf. Là il vit deux hommes, maigres, chauves, apparemment jumeaux, bien cravatés, cintrés dans un costume noir sortant vraisemblablement du *pressing*. D'ailleurs les hommes semblaient avoir l'air d'être sortis d'une machinerie de pointe, déjà repassés tout d'une pièce. Dans certaines fictions, ces hommes auraient représenté un service officiel quelconque, ce qui justifierait aussi le fait qu'ils avaient passé si facilement les protocoles de sécurité.

Toto Montbriard dardait l'écran et s'interrogeait encore.

Se sentant observer, les deux hommes regardèrent simultanément leurs montres puis se tournèrent l'un vers l'autre. Ils firent un mouvement de tête semblable, comme réfléchi dans un miroir. Pour certaines attitudes les plus simples, il n'était pas rare que des jumeaux agissent comme des télépathes. Assurément, leurs visages lisses leur conféraient une présomption de bienveillance. D'ailleurs, si Toto hésitait à ouvrir la porte, il ne ressentait aucune hostilité.

L'homme de gauche frappa alors une troisième fois sur la porte. En réponse, Toto activa l'interphone et demanda :

— Qu'est-ce que c'est ?

Les jumeaux sourirent simultanément. Leurs visages restaient deux copies conformes.

— Nous venons faire une proposition confidentielle de la part des industries Arlon Dusk.

Toto Montbriard était à la fois intrigué et aussi rassuré par la précision immédiate des deux hommes, manifestement peu familiers des circonlocutions. Outre la tenue impeccable, se prévaloir des industries Arlon Dusk était un gage de sérieux. La qualification confidentielle justifiait quant à elle leur présence devant sa porte sans s'être fait annoncer préalablement. D'autre part, il était vrai que depuis l'effondrement généralisé des structures sociales durant la Grande Crise de 2023-2025, les services commerciaux avaient pris le pas sur les services de l'État, et les équipes techniques ou de service après-vente pouvaient pénétrer plus facilement dans des lieux où, redevenue juge de paix, la police ordinaire devait montrer patte blanche.

Sans même attendre la question, les deux hommes présentèrent leurs puces d'identification, aussitôt scannées par le lecteur de la porte d'entrée. Toto Montbriard vit apparaître dans la partie droite de son écran de contrôle deux photos et une série d'informations tout à fait conforme à celles qu'il devait présenter lui-même dans différentes administrations ou services commerciaux quand il devait justifier son identité, et, dans certain cas, son statut social.

Les deux hommes étaient manifestement bien ceux qu'ils prétendaient être. Comme l'avait rappelé Arlon Dusk en personne lors de sa dernière conférence de prospective, déjà ancienne, son système d'identification à empreinte neurale n'avait pas été violé, malgré les récompenses colossales qu'il avait proposées, et qui mobilisaient encore la majorité des hackers et des mafias parasitaires.

Suivant les informations, et en conformité avec les apparences, les hommes étaient bel et bien jumeaux. Leur nom était Hildieck. Ils étaient peut-être apparentés au mathématicien d'origine polonaise, du même nom, qui restait très célèbre pour avoir été un collaborateur de la première heure du magnat Arlon Dusk, ainsi que pour ses travaux dans la cryptographie et les communications cohérentes de très longue portée.

Toto Montbriard connaissait ce nom, mais ignorait les découvertes. Les eût-il connues qu'elles auraient eu dans son esprit la même dignité que les inventions fantasques de Colorado Duluth. Néanmoins, les prénoms des hommes étaient assez singuliers pour intriguer et à la fois aviver l'intuition qu'ils étaient peut-être bien une progéniture apparentée au mathématicien. Sans qu'il soit possible de les distinguer, les jumeaux s'appelaient en effet Alpha et Bêta.

Définitivement rassuré, désinhibé aussi par le *trifalgon* et une forme persistante d'« à-quoi-bon », Toto Montbriard déverrouilla enfin la porte et invita les deux hommes à le suivre dans le salon.

Les jumeaux s'assirent sur le canapé, simultanément, à mi assise, restant le dos droit; qu'ils fussent bornés, et on pourrait facilement dire d'eux qu'ils avaient un «balai dans le cul». Les jambes du pantalon retroussées dévoilèrent deux paires de chaussettes identiques et impeccablement lissées. Cependant leurs visages, parfaitement symétriques, paraissaient plus sérieux que sur l'image du visiophone.

Toujours hospitalier avec les visiteurs, Toto leur proposa à boire. Les jumeaux réclamèrent volontiers de l'eau. Parmi les attitudes suspectes, Toto classait l'«aquaphilie» en bonne place. Aussi, tout en allant chercher les verres, il activa le système de veille censé déclencher les caméras de vidéo surveillance.

D'autre part, Alpha et Bêta restaient étranges, alors, outre le fait qu'il ne pouvait pas savoir qui était qui, Toto Montbriard préféra les désigner mentalement comme Castor et Pollux. Droite et Gauche aurait été plus pratique, mais cela manquait de poésie. Donc, Pollux était à gauche, et Castor à droite.

Castor et Pollux restaient silencieux. Sensibles à l'étiquette de l'hospitalité, ils semblaient attendre qu'on les invite à parler. D'autre part, ils ne touchèrent pas à leur verre d'eau. Ils s'attendaient peut-être à trinquer. Toto Montbriard leva son verre de rhum en l'air et dit : «Santé !», puis il but cul-sec. Parfaitement intriqués, Castor et Pollux sourirent et l'imitèrent.

— Alors que puis-je faire pour vous satisfaire ? demanda enfin Toto Montbriard.

— Nous voulons le *déphaseur quantique à résonances d'inflatons*, dit Castor.

— Oui, nous LE voulons, confirma Pollux.

Toto les dévisagea en plissant les yeux, puis, sans rire, il souffla stoïquement :

— OK !... Vous direz que j'ai marché !... Et qu'on s'est bidonnés, si vous voulez... Mais bon, on ne vous a pas appris à faire de bonnes blagues, les gars... On ne commence pas par la chute ! J'espère quand même que vous avez touché vos cachets d'avance... Alors ! Dites-moi maintenant... C'est lequel de ces connards qui vous envoie ?

Sans répondre, Castor sortit un ordiphone dernier cri, pianota avec dextérité pendant quelques secondes. Manifestement Castor-Droite était aussi Alpha, si l'on en croit la taxonomie des lupidés.

Aussitôt l'appareil rangé, le grand écran du salon s'alluma de lui-même et une séquence vidéo démarra ; on remarquait immédiatement qu'elle était brute et sans le moindre montage compliqué.

Rendu servile par le comprimé de *trifalgon*, Toto Montbriard jeta un œil sur l'écran sans s'interroger à propos de la facilité avec laquelle Castor avait pris le contrôle de son appareil, sans qu'il n'eût lui-même autorisé l'accès. Sans doute, les industries Arlon Dusk avaient-elles prévu des portes dérobées dans toutes leurs technologies grand public, notamment à cause de la propension des cons à oublier systématiquement leurs mots de passe. En effet, depuis qu'on ne les laissait plus utiliser « 1234 » ou « password » ou « mot-de-passe » ou leur date de naissance, et que beaucoup rechignaient encore aux identifications biométriques, les appels au support clientèle avaient explosé. Une façon d'y remédier avait été de rendre systématique l'accès à distance par des employés dûment autorisés, assermentés par la société elle-même, le serment étant matérialisé par la signature d'une charte *Ethic and Compliance*, dont la lecture préalable et la compréhension était contrôlée par un Q.C.M. de dix questions.

Sans les commentaires de Castor et Pollux, l'esprit de Toto eut du mal à accommoder ce qu'il voyait. Néanmoins, Toto reconnut le site de diffusion *Dusktube*. La vidéo datait d'environ six mois et n'avait accumulé qu'un petit nombre de vues, mais le taux d'approbation était très élevé.

Après une sorte de générique reproduisant un sample instrumental d'une chanson interprétée par Dalida où la chanteuse exprimait son désir de mourir sur scène, un type commença à parler d'une voix rapide, un tantinet tirée dans les aigus. Toto reconnut sans peine l'influence du *trifalgon* ou d'une drogue approchante.

Dans tous les cas, il ne faisait pas de doute que le type était perché à un stade avancé.

— *Technophiles et Technonautes ! Égarés du métaverse ! Bonjour ! Je suis le docteur Astéroïde, diplômé de l'institut technologique de l'Union Galactique, que vous connaissez peut-être sous le nom de G.U.I.T ! Oui le fameux* gouille-aille-ti. *Et aujourd'hui, je vais vous parler de voyage intersidéral ! Oui, vous avez bien entendu ! Le Graal de tous les rêves de l'humanité ! Poursuivre l'exploration et les conquêtes, et se répandre dans toute la Galaxie !*

— OK... commenta Toto Montbriard en sortant de sa poche un petit tube où il rangeait ses pilules de *trifalgon*.

Il mit un cachet dans sa main puis regarda Castor et Pollux en leur tendant le tube. Devant les hésitations, Toto fit un bref hochement de tête, typique de l'encouragement ou de la connivence.

— Vous en voulez ?

Castor et Pollux se regardèrent, haussèrent les épaules, puis revinrent vers Toto en tendant simultanément la main.

— Bon, vous pouvez arrêter vos conneries, dit-il en leur glissant à chacun une pilule.

Tous avalèrent leur cachet de concert quand le Docteur Astéroïde commençait son exposé :

— *Comme vous le savez, j'ai fait ma thèse de recherche sur l'inflation cosmologique, notamment la quantification du champ d'inflatons, et les conditions et conséquences de la brisure spontanée de symétrie qui lui est associée. En particulier, j'ai mis en évidence les problématiques de freinage quand la brisure spontanée de symétrie induit une viscosité dans l'espace-temps qui fixe les limites de la vitesse de la lumière, et comment l'apparition de cette viscosité provoque une libération formidable d'énergie due à la décélération, ce que j'ai appelé « Incident Lemaître » et que d'autres appellent* Big Bang *éternel.*

Toto plissa les yeux et retroussa les narines, à l'évocation du groupe nominal « incident Lemaître ».

— Pour donner une image plus familière, disons que pendant toute la phase d'inflation, la viscosité fondamentale de l'espace est comparable à ce qui se passe dans un supra-conducteur : la conduction se fait sans déperdition d'énergie. Pour parvenir à un tel état de la matière, il faut baisser la température, ce qui a pour effet de supprimer le champ de friction responsable de la résistance. D'une certaine manière, c'est comme inverser une brisure spontanée de symétrie. Comme c'est bien établi en QED ou en QCD. Vous me suivez les amis ? Imaginez donc que la théorie de l'inflation soit vraie et, comme je le pense, il existe un champ d'inflatons responsable de la viscosité donnant à l'univers une résistance intrinsèque ayant pour conséquence que la vitesse de la lumière ne soit pas fondamentale, mais en réalité qu'elle soit limitée de la même façon que la vitesse maximale d'une chute libre dans de l'huile ou n'importe quelle matière continue plus ou moins diluée ! Imaginez ! Réduire la viscosité, c'est repousser les vitesses qu'il est possible d'atteindre ! Vous pouvez faire l'expérience dans votre cuisine, comme je vais vous le montrer maintenant, avec du sirop d'érable.

S'ensuivit une longue séquence où le Docteur Astéroïde reproduisit une expérience classique montrant en effet que l'équilibre des forces entre la chute libre dans un champ de pesanteur constant et la résistance visqueuse conduit à une vitesse de chute constante et indépendante de la masse des objets. Concluant l'expérience réussie par des sautillements un peu effrayants, le Docteur Astéroïde reprit son exposé théorique en hurlant presque :

— Imaginez que l'univers, c'est à dire l'espace-temps, soit baigné dans un champ de viscosité scalaire qui produise le même phénomène pour la vitesse de la lumière ! Imaginez ! Eh bien, mes amis, si nous trouvions un moyen de réduire cette viscosité, la conséquence en serait incroyable ! On aurait la preuve que la vitesse de la lumière n'est pas une limite indépassable et qu'elle n'est, en réalité, qu'une conséquence de propriétés sous-jacentes encore inconnues ! Imaginez toute la nouvelle physique ! Imaginez les possibilités ! Imaginez !... Si vous m'avez bien sui-

vi, nous pourrions envisager le voyage interstellaire ! Mon hypothèse est la suivante : si l'inflation est réelle, il existe nécessairement un champ scalaire, disons d'inflatons, comparable au champ de Higgs... Et peut-être que c'est la même chose en réalité ! Imaginez !... Donc imaginez qu'une machine soit capable de réduire l'intensité locale du champ d'inflatons, dans la direction du mouvement, à la fois vers l'avant et vers l'arrière. La machine subirait à la fois une pression par l'arrière et verrait toute résistance par l'avant supprimée. La vitesse serait alors démultipliée !

À ce moment, le docteur Astéroïde but une demi-bouteille d'eau.

— OK, les gars... en profita Toto Montbriard.

Mais Castor et Pollux firent, en direction de la télé, un vif signe de tête tout en écarquillant les yeux, car le docteur Astéroïde reprenait ses explications. À en croire l'attitude anxieuse des jumeaux, on approchait du dénouement.

— *Mais il y a un hic ! Il y en a même plusieurs ! Outre le fait, bien sûr, qu'il faudra une énergie considérable pour amorcer le processus et le confiner, car rien n'est gratuit dans ce monde. Surtout pas en physique ! De plus, si vous avez bien suivi, le freinage est un problème considérable puisqu'il devra être contrôlé pour être progressif et ne pas dépasser une certaine limite, sinon un nouvel « Incident Lemaître » pourrait survenir. Mais heureusement, mon collègue Chrorovski a lui aussi travailler sur ces questions et a réussi à calculer cette limite, qu'on connaît maintenant sous le nom de « limite de Chorovski ». Mais attention ! Même en respectant cette limite, le freinage devra trouver le moyen de dissiper l'énergie ou, plutôt, de la recycler sous forme de stockage !... Imaginez les problèmes passionnants que les ingénieurs vont devoir résoudre !... Imaginez !*

— Putain d'enculé de sa race de chiens de Colorado Duluth de mes deux ! commenta Toto Montbriard.

Maintenant tendus comme des arcs, les jumeaux ne laissèrent pas Toto développer. Ils firent un nouveau geste d'injonction, encore plus cavalier que le premier, en pointant vigoureusement la télévision du doigt.

— *Donc... si nous pouvons fabriquer une machine qui puisse, dans une bulle de taille macroscopique, compenser le champ d'inflatons tout en le confinant en dessous de la limite de Chorovski, le voyage interstellaire ne sera plus qu'un pâle jeu d'enfants. Et vous savez quoi, les amis ?... Vous savez quoi ? Vous avez assez d'imagination ? Hein ? Vous savez quoi ?... Allez... Il ne suffit pas d'imaginer !... Car cette machine la voilà !*

À ce moment le docteur Astéroïde posa une boite en bois sur ses genoux, avec des fils qui pendaient partout, les côtés percés de deux ou trois interfaces Thunderbolt 8.5.

— *Avec ce montage, nous pourrions voyager, en toute sécurité à environ 4,9 fois la vitesse de la lumière ! Imaginez ! Voilà mes amis le prototype qui va révolutionner le voyage intersidéral et changer une nouvelle fois le destin de l'humanité ! Pour des raisons évidentes, j'ai baptisé cette machine : le* « déphaseur quantique à résonances d'inflatons » *! Désolé les amis, mais je n'ai pas beaucoup d'imagination !*

— Putain d'enculé de sa mère de Colorado Duluth... Avec tout ce qu'il a pompé sur ce taré, on va se prendre un procès au cul des familles de sa race de pute... Au moins, c'est sûr que ce n'est pas lui qui vous envoie...

Castor pianota sur son ordiphone et l'écran s'éteignit.

— ... À moins que, ça fasse parti du canular, se reprit Toto Montbriard, à la fois alerte, lucide, et paranoïaque.

— Nous LE voulons ! interrompit Castor.

— Nous LE voulons ! confirma Pollux.

— Vous commencez à être flippants les gars...

— Nous sommes prêts à l'échanger contre ce que vous voudrez, Capitaine Lasalle, dit Castor.

Toto Montbriard en était à sa deuxième dose de *trifalgon*, mais il était assez familier des effets pour savoir qu'il n'était pas déjà dans un mauvais *trip*. Aussi le rire qui suivit fut d'une lucidité étonnante, et il y avait longtemps qu'il n'en avait pas eu d'aussi sincère.

— Oui, quel serait votre prix ? enchérit Pollux.

— En fait... Vous êtes excellents les gars ! Qui est-ce qui vous a dénichés ? C'est Stanislas ? C'est P. D. ? C'est ce connard de Colorado ? C'est quand même pas Pacho Macaréna ? Il n'aurait pas osé hein ? Marie Lewinski ?... Non ce n'est pas crédible.

Soudainement, la sonnerie du visiophone retentit. Castor et Pollux, comme un seul homme, tournèrent la tête dans la direction de l'écho.

— C'est le défilé ce soir ou quoi ? s'étonna Toto. C'est des copains à vous ? C'est la suite de votre *show* ? Au moins ceux-là n'ont pas outrepassé les protocoles de sécurité. Qui que ce soit, j'imagine qu'il est avec vous ? Hein ?... Vous lui direz bien que je n'ai pas marché... Que j'ai pigé la combine tout de suite.

Abandonnant Castor et Pollux, Toto alla jusqu'au visiophone, plutôt que de diffuser le flux sur son téléphone mobile. Là, dans le sas intermédiaire, il eut la surprise de voir Tanja van Hove qui faisait une énorme bouche en cœur ; sa poitrine était aussi en configuration obus de 70, comme l'avait qualifiée Stan Durand. Derrière, il y avait Pacho Macaréna, et surtout P. D. Turcotte, en train de mimer des gestes obscènes dans le dos de Tanja. « Putain, qu'est-ce que c'est que ça encore ? » se demanda Toto Montbriard... « Ah ! C'étaient donc bien eux les farceurs ?... Mais pas de trace de Colorado Duluth ?... »

Toto Montbriard autorisa l'accès, et environ deux minutes plus tard, il ouvrit la porte à Tanja van Hove, P. D. Turcotte, Pacho Macaréna, et aussi Colorado Duluth et Sarah Broutille, restés invisibles sur l'écran de contrôle.

— Pourquoi ne m'aimez-vous pas Capitaine Lasalle ?! s'exclama Tanja van Hove.

Derrière elle, P. D. Turcotte faisait d'autres gestes équivoques, tout en contractant le cou et arborant un rictus navré, qui voulait dire quelque chose, comme « Elle est défoncée »... et aussi « Je suis désolé, ça m'a échappé ». En effet, il semblait que P. D. Turcotte avait bavassé à propos de l'étrange confession où, dans un moment d'égarement, Toto Montbriard lui avait confié les sentiments bizarres qu'il éprouvait envers l'enseigne Katia Aubrac. D'autre part, les signes que faisaient Pacho Macaréna laissaient à croire qu'il lui avait refilé une dose de «*nihilon*».

Aussi hospitalier qu'envers Castor et Pollux, Toto Montbriard invita tout le monde à passer dans le salon.

Surpris, les nouveaux venus eurent une réaction à peu près voisine lorsqu'ils virent, toujours aussi synchrones, Castor et Pollux tourner la tête vers eux.

— Ah mais tu n'étais pas seul? fit observer P. D. Turcotte, qui restait le seul avec qui Toto était familier.

— Oh ! Je suis sûr qu'au moins l'un d'entre vous connaît ces messieurs. Alors qui?

Aussitôt, Castor et Pollux se levèrent.

— Nous prenons congé, dit Castor, en saluant presque à la prussienne.

— Réfléchissez bien à notre offre, compléta Pollux.

— Nous LE voulons, ajouta encore Castor.

Sur le moment, confus à un stade avancé, Toto Montbriard crut entendre l'accent nasal de Gollum par dessus la voix de Castor.

— Je raccompagne ces messieurs tout chauves, dit Toto. P. D. je te laisse faire... Commandez ce que vous voulez. Je reviens.

P. D. utilisa la console sur la table basse pour choisir de quoi boire. L'immeuble fournissait en effet un service de conciergerie bien achalandé, et, si nécessaire, il pouvait faire appel à tout un tas de livreurs à vélo qui traversaient tout Paris en pédalant comme des *nègres*. D'ailleurs ces emplois subalternes, pas toujours légaux, étaient souvent exercés par des nègres de toutes races et de toutes origines. Le terme avait été longtemps frappé d'infamie, en particulier dans le monde anglo-saxon, mais il était redevenu d'usage courant durant la Grande Crise économique de 2023-2025, quand la plupart des amortisseurs sociaux avaient volé en éclat, privilégiant l'auto-entrepreneuriat de la misère, résurgence post-sociale du journalier du XIXe siècle ; à la différence près que la bourgeoisie ascendante avait bien compris qu'il fallait concéder le revenu universel pour garantir sa tranquillité et la stabilité politique qui lui était la plus profitable ; néanmoins c'était une forme d'esclavage sans la propriété, et il y a bien des moyens d'asservir un misérable.

Pendant que P. D. commandait à boire et à manger, Colorado Duluth, qui, en cinq ans, n'avait jamais mis les pieds dans cet appartement, s'était planté devant la petite bibliothèque, au début attiré par les deux Molières, à la fois récompenses et sanctions, aussi bien de la gloire que de la vanité de Toto Montbriard. Cependant, Colorado eut surtout la surprise de découvrir que Toto possédait un exemplaire de cette œuvre majeure qu'il avait publiée sous son nom de baptême. Il se demandait maintenant si Toto savait que Colorado Duluth et Pierre Marais étaient une seule et même personne.

Colorado retira le volume de la bibliothèque et le feuilleta au hasard. Il constata que le début avait été annoté par beaucoup de points d'interrogation. Familier des langages, Colorado voyait, dans ces signes, bien plus qu'un unique caractère, mais une succession d'humeurs qu'il interprétait comme des outrages. Après la page 200 environ, il n'y avait plus aucune marque, ce qu'il reconnut comme une manifestation supplémentaire de défi encore plus grave. Colorado Duluth n'y pouvait rien, mais ce livre, et surtout la reconnaissance qu'il n'avait pas eue, restait sa blessure la plus profonde, peut-être même la raison qui justifiât tout ce qu'il avait fait, ainsi que cet appétit pour la destruction qu'il ressentait souvent comme ces pulsions qu'on attribue aux tueurs en série, tuant de manière irrépressible, à un *moment* précis, simplement parce que c'est le *moment* de le faire.

— Tu l'as lu ? interrompit Toto. Moi, je n'ai pas réussi à aller au bout... Ce type a une culture monumentale, mais il ne sait pas quoi en faire... Par contre les trois ou quatre poèmes qu'il distille ici et là, sont très mauvais, et il aurait dû s'abstenir... Sans doute était-il mal conseillé, ou alors c'est sûrement une tête de con... Mais au fond, je crois qu'il n'est pas né dans la bonne époque...

Le ton de Toto restait aussi affable qu'hospitalier. Parce qu'il était chez lui et que cela imposait certaines obligations, il semblait avoir éteint toute animosité envers ce « merdeux de Colorado Duluth ». Lui demeurait aussi intangible qu'hautain et il reçut comme un nouvel affront la confirmation que Toto ignorât le fait qu'il était à la fois Colorado Duluth et Pierre Marais :

— Non, je ne l'ai pas lu, dit Colorado en reposant le livre à sa place.

C'était une manière de mettre un terme à une conversation, au fond déplaisante pour les deux hommes.

En se retournant vers ses invités, Toto constata que Sarah Broutille et Tanja van Hove étaient en train de se rouler une pelle sous l'œil attendri de Pacho Macaréna. Déjà accablé, l'hôte jeta un regard périphérique sur tous ses visiteurs et décida d'utiliser immédiatement sa dose de « *nihilon* » qu'il voulait pourtant garder jusqu'à dimanche.

Le dimanche restait en effet la journée la plus difficile à traverser de la semaine, mais la soirée, débutée par un canular dont il ne savait toujours pas s'il était complètement raté ou s'il continuait encore, avait été déjà bien trop longue à son goût. D'autre part, Toto savait aussi que les *data* n'allaient pas tarder à se manifester pour publier, en diffusion restreinte, les résultats d'audience et de satisfaction pour l'épisode de ce soir.

Le *nihilon* n'avait pas encore fait effet quand la conciergerie livra ce que P. D. avait commandé, aussi Toto profita-t-il un peu des agapes du sabbat avant de sombrer dans ce trou noir qui lui était maintenant assez familier pour y trouver des repères propices à attiser une attirance croissante envers l'anéantissement.

Quand Toto Montbriard émergea la première fois, Sarah Broutille était en train de lui faire une fellation. Quand il émergea une seconde fois, il était en train de sodomiser Pacho Macaréna. Quand il émergea la troisième fois, il remarqua trois femmes allongées sur le sol qu'il ne connaissait pas, probablement « fournies » par le « service spécial » de la conciergerie. Elles étaient visiblement endormies ou défoncées.

Toto ne replongea pas, mais resta la proie d'un flou lentement dissipatif; le *trip* était tout juste en voie de descente. Il remarqua alors que P. D. était complètement nu. Son énorme sexe, probablement *made in Arlon Dusk*, pendait entre ses jambes. D'autre part, assis au bord du canapé, P. D. était en train de jouer avec un téléphone mobile tout en ricanant sourdement.

Tournant la tête, Toto remarqua, allongée sur le ventre, complètement à poil elle-aussi, Tanja van Hove dont le torse montait et descendait par intervalle de cinq secondes environ. Toto comprit alors que P. D. s'amusait avec le téléphone de Tanja et qu'il avait découvert l'application de paramétrage qui permettait de manipuler la taille de ses seins. D'ailleurs, en y prêtant plus d'attention, on voyait que P. D. gloussait par dessus le ricanement à chaque fois qu'il pressait sur un bouton, comme Jacquouille aurait dit «Jour... Nuit... Jour... Nuit...» Assurément, P. D. n'était pas encore dans la descente. En revanche, il n'y avait pas de trace ni de Colorado Duluth ni de Pacho Macaréna ni de Sarah Broutille.

Toutefois, en se rendant aux toilettes, Toto retrouva Pacho Macaréna, affalé au bord de la cuvette, lui aussi complètement nu. Dans le trou, baignait l'un de ses Molières, recouvert de vomi et d'un fèces d'une couleur indéfinissable.

À n'en pas douter, Colorado Duluth était le responsable de ce forfait des plus lâches. Aller à la pêche de bon matin, en pleine descente d'un *trip* collectif ayant manifestement conduit au ravage de son appartement, fut l'une des choses les plus immondes que Toto avait eue à faire depuis de nombreuses années.

Dans la chambre, Toto retrouva aussi Sarah Broutille. Elle était en train de dormir dans son lit. Finalement, le matin était encore très petit, ce qu'attestaient les fenêtres toujours noires.

Remettre l'appartement en ordre allait coûter un supplément au forfait ménage que Toto acquittait en même temps que les charges générales. Mais le plus préoccupant restait : comment se débarrasser de ces gens?

L'inconscience n'est pas le sommeil. Toto sentait maintenant la fatigue. Il se mit dans son lit, et, des deux pieds, il repoussa Sarah Broutille jusqu'à ce qu'elle tombe sur le sol. Elle devait en tenir une bonne parce qu'elle ne se réveilla pas. Un franc grognement attesta cependant qu'elle était bien vivante.

Toto était si las... eût-il été allongé dans un charnier qu'il n'aurait pas moins désiré rien de plus que de dormir.

Il se retourna dans son lit pendant un quart d'heure, mais le sommeil était introuvable. Rien de ce qu'il y avait dans la pharmacie ne lui avait jamais réussi. De guerre lasse, il partit à la recherche des vêtements de Pacho Macaréna, dans l'idée de lui faire les poches. Finalement, Toto fouilla tous les vêtements qu'il trouva, et finit par tomber sur l'un de ces papiers pliés en huit dans lesquels Pacho avait l'habitude de conditionner le *nihilon.*

Avant de retourner se coucher, Toto écrivit un mot qui disait « Débarrasse-moi de tout le monde, je t'en devrai une... Si je dors ou si je suis en plein *trip*, ne me dérange pas, mais, s'il te plaît, n'oublie pas de te débarrasser de la script-girl que tu trouveras au pied de mon lit, côté fenêtre... » Puis il colla le mot avec de la salive sur le visage de Pacho Macaréna.

Toto s'octroya encore dix minutes pour trouver le sommeil. De guerre lasse, il se résolut à avaler un autre cachet de *nihilon.* C'était la première fois qu'il en prenait deux en moins de douze heures, mais qu'à cela ne tienne, s'il n'est fait de panache, le désespoir est tout aussi téméraire.

3

Le retour sur terre prit vingt-quatre heures à Toto Montbriard. Curieux d'évaluer les dégâts dès le réveil en sursaut, il constata que, durant l'intervalle, il s'était pissé au moins une fois dessus. Il avait maintenant très faim et surtout très soif.

En roulant sur lui-même, Toto jeta un œil des deux côtés du lit et fut satisfait de voir que Sarah Broutille n'était plus là.

L'appartement avait été rangé et tous les « invités » étaient rentrés. Sur le répondeur de son téléphone, P. D. Turcotte avait laissé le message suivant : « *Bro* ! C'était la meilleure *Party* de l'année !... Je te laisse roupiller... Pacho-Bidule a fait le job !... T'inquiète ! Pour les extras, on fera *moit-moit*... Ah ! et les réactions suite à la diffusion sont... Waouh !... Tanja et toi, vous êtes des putains de légendes !... Ah encore désolé... Tanja et Colorado se sont un peu foutu de ta gueule... Allez on se tient au jus... Sinon à lundi... »

Toto se mit la tête dans les mains, puis, en moins de cinq minutes, il but deux grandes bouteilles d'eau gazeuse. Quelques flashs commençaient à lui revenir.

Le premier concernait le Molière outragé ! Un pic de colère l'aviva. Il jeta un œil vers l'étagère : les deux trophées étaient bien en place. De plus près, on voyait bien lequel avait été nettoyé à fond.

Le second flash concernait Castor et Pollux. Le fait d'ignorer lequel de « ces connards » lui avait fait cette blague continuait d'exciter sa curiosité. Certaines choses étaient claires, d'autres moins. À quelle heure étaient-ils arrivés ? Combien de temps étaient-ils restés ? Tout était assez flou. Si seulement... Soudainement, Toto se frappa le front ! Il venait de se souvenir que, suspicieux, il avait mis en route les caméras de surveillance. Aussitôt, il farfouilla à l'aide de console de commandes à la recherche de l'enregistrement. Il n'eut pas de mal à retrouver l'heure à laquelle Castor et Pollux étaient arrivés, mais il n'y avait aucune trace de leur étrange conversation. Finalement, les jumeaux avaient peut-être été envoyés par les industries Arlon Dusk, comme ils l'avaient prétendu ; seuls des gens au fait des portes dérobées auraient pu se rendre compte de l'activation des caméras de surveillance et les désactiver temporairement. Partant, Toto était dans la confusion la plus pendulaire.

Toto vérifia encore, et en effet, il n'y avait rien sur les enregistrements entre le moment où il était supposé avoir activé les caméras et le moment où Castor et Pollux étaient partis. En revanche, Toto constata avec effroi que les caméras étaient bel et bien restées opérationnelles après le départ des jumeaux et que toute la soirée avait été filmée dans son intégralité.

La séquence entière, sans épargner aucune pièce de l'appartement, était maintenant conservée en sécurité dans un centre de données des industries Arlon Dusk, quelque part dans le monde. Les conditions générales d'utilisation, que Toto était probablement l'un des seuls clients à avoir lues, précisaient que les données pourraient être utilisées à des fins d'amélioration du service, et qu'elles étaient accessibles uniquement à des employés habilités par les industries Arlon Dusk ; les données préalablement anatomisées pourraient être également transmises à un tiers-partenaire à des fins de prospections commerciales ; le droit d'opposition pouvait être formulé à tout moment, mais un délai moyen de vingt-quatre heures était nécessaire pour la mise en œuvre technique de la destruction des données. Pour un paranoïaque tel que Toto Montbriard, ces précisions n'avaient rien de rassurantes. Aussi, bien qu'il fût répugné par avance, il décida de visionner en accéléré les enregistrements.

Bien entendu, Toto s'était déjà vu en plein *trip*, sur des photos ou des vidéos, et ces souvenirs étaient parmi les plus nauséeux qu'il avait. Il n'était pas dupe au point de savoir qu'il y avait une absence de cohérence entre ce qu'il ressentait pendant le *trip*, et l'image qui en résultait dans l'œil extérieur. Devenir, même temporairement, cet œil extérieur lui laissait d'avance un goût tel qu'il justifierait de prendre dès maintenant une nouvelle pilule de *trifalgon*. Cependant, Toto eut l'intuition qu'il devrait rester lucide et résista à la tentation. D'autant plus que les abus avaient tendance à se répéter depuis quelques temps.

Cependant, après trois bonnes heures de visionnage en accéléré, Toto était globalement rassuré. En tout cas, était-il dans un état cognitif où le relativisme s'impose. En effet, le pire ne le concernait pas tellement lui. Il pouvait résumé son propre rôle par une série d'images humiliantes, mais qui n'aggravaient pas l'estime qu'il avait de lui-même, déjà au plus bas.

Premièrement, Tanja van Hove l'avait giflé quand il avait affirmé : « Cette scène est débile parce que, à de rares exceptions qui font de belles histoires, jamais une seule femme ne se sacrifiera pour un homme... Et sûrement pas par amour... »

Deuxièmement, les flashs que Toto avait eus pendant le *trip* furent confirmés aussi par les images : il avait bel et bien sodomisé Pacho Macaréna ; il avait en effet reçu une fellation de la part de la script-girl ; sur ce dernier fait, en revanche, il lui avait échappé, sur le moment, que le petite pipe avait été la conséquence d'un gage, dans un jeu qui, fort heureusement, n'avait pas duré trop longtemps, car, se disait Toto, il aurait bien pu finir par devoir sucer Colorado Duluth.

Ensuite, sans public, Toto avait déclamé une scène complète de *Britannicus*, dans une posture comparable à celle d'un zombie des plus sincères, un peu comme faisaient ces défoncés au crack qu'on rencontrait parfois dans les quartiers nord de Paris jusqu'au début des années 2020.

Puis, Toto avait récité, en le caricaturant, un poème de Pierre Marais, alias Colorado Duluth.

Au delà, il y avait aussi deux ou trois choses assez caractéristiques de la honte, mais finalement rien de désastreux.

Non, le pire concernait surtout ses camarades d'un soir, dont aucun n'était vraiment un ami, malgré la complicité qu'il entretenait avec P. D. Turcotte, et maintenant un peu aussi avec Pacho Macaréna. Cependant, au nom des secrets de l'hospitalité, il serait cavalier de faire état de leurs débordements respectifs, quels que soient les sentiments que Toto éprouvait ou n'éprouvait pas, en particulier envers Tanja van Hove ou Colorado Duluth.

Deux ou trois faits restaient néanmoins capricants, et devraient sans doute appeler une vengeance des plus rancunières.

Ainsi, avant de jeter dans la cuvette le *Molière du meilleur espoir masculin*, Colorado Duluth avait simulé un viol en n'hésitant pas à nettoyer son gland sur la statuette. Plus tard, Tanja van Hove s'était assise sur son visage pour le forcer à un cunnilingus dont il n'avait pas souvenir. D'autre part, Colorado Duluth avait entraîné Sarah Broutille dans sa chambre. Là ils avaient baisé longuement et un peu « à la dure » ; Tanja van Hove les avait rejoints aussi. Enfin, toujours dans la chambre, repu, Colorado Duluth avait repeint tout ce qu'il pouvait avec son gland, comme un clébard aurait marqué un territoire. Il avait aussi craché ici ou là. Au fond, Toto Montbriard ne connaissait pas de type plus hypocrite que Colorado Duluth. Bien que leurs mépris réciproques fussent de même nature, cela n'avait guère de sens, à l'exception de vouloir jouir de la haine d'autrui. Restait P. D. et sa tendance connue, presque innocente, à dépasser les bornes, mais P. D. avait fait du P. D., et il n'y avait pas de quoi alimenter un excès de rancœur.

Après mûre réflexion, Toto décida de ne pas demander la suppression de l'enregistrement, car il se disait qu'il lui faudrait peut-être prouver que les rapports qu'il avait eus avec les uns et les autres avaient été consentis. Au bout du compte, c'était même lui qui s'était retrouvé à lécher un minou, probablement sans son consentement.

Pour conclure, Toto fit appel à la conciergerie et commanda un nouveau nettoyage de la chambre, de fond en comble, en particulier de tous les linges et vêtements qui devaient aller d'urgence au pressing.

Restait un mystère paranoïde qu'il fallait résoudre : d'où étaient sortis Castor et Pollux, alias Droite et gauche, alias Alpha et Bêta, alias les frères Hildieck ?

Il était encore de bonne heure quand tout fut à nouveau en ordre, y compris la chambre à coucher. La seule entité encore dérangée, c'était lui-même.

Pour y remédier, Toto commanda alors auprès de la conciergerie un service complet de bien-être, mêlant coiffeur, manucure, massage et soins divers du corps. Il déclina cependant la *fin heureuse* du massage. Il commanda aussi, pour son déjeuner, un menu « fraîcheur-détox », et enfin il réserva une petite limousine pour un dimanche à la campagne, du côté de Rambouillet.

En général, quand Toto en arrivait à ce genre de programmes, c'était que la dépression faisait un retour en force.

La limousine devait venir le prendre à quatorze heures. Quand on sonna au visiophone, il était 13h35, mais Toto ne savait pas souvent l'heure. Son emploi du temps était habituellement régi par une série d'alarmes, programmées par un assistant virtuel des industries Arlon Dusk, qui, par la synchronisation de diverses sources, lui disait quoi faire et quand le faire. Comme les cabines Castex-Véran, l'assistant lui prodiguait aussi des conseils personnalisés.

En décrochant le visiophone, Toto Montbriard ne fut qu'à demi étonné. Mais la surprise reste un spectre dont la distribution en terme de puissance ne suit pas une loi très bien établi. D'abord, Toto était *à peine* surpris de ne pas reconnaître le style typique d'un chauffeur de limousine. Une fois n'est pas coutume, il vérifia l'heure, et la nota sur un bloc note qu'il gardait à côté de la console de contrôle. Deuxièmement, il était *moyennement* surpris de revoir si tôt les frères Hildieck. Enfin, il était *largement* surpris de constater que Castor et Pollux portaient chacun une perruque, l'une blonde, et l'autre rousse. D'autre part, les jumeaux avaient troqué leurs costumes sombres, dignes de l'*agent Mulder*, pour une chemise à col pelle à tarte, et une veste bleue nuit, à paillettes dorées et argentées. Invisibles au visiophone, et maintenant familier de la rigueur des deux jumeaux, Toto en déduisit immédiatement que le pantalon était sûrement à pattes d'éléphant, et que les chaussures devaient être brillantes et très probablement à talonnettes. En fait, le costume rappelait à Toto un autre tout semblable qu'il avait porté lui-même lorsqu'il avait, dans son adolescence, joué le rôle d'un chanteur *has been* dans une pièce originale, et dont quelques photos circulaient encore sur les réseaux.

Dans l'étrange tableau, le plus singulier restait, d'une part, le sourire bienveillant des jumeaux, mais surtout les deux perruques parfaitement vissées sur leurs crânes lisses. Comme il n'avait jamais su qui était Castor et Pollux, Toto rebaptisa mentalement les deux frères Blondin et Rouquemoute. L'étrange fut complet quand les deux guignols se mirent à faire des signes de la main en s'exclamant :

— Coucou !... C'est nous !...

Au moins, cette fois-ci, les *Hildieck brothers* s'étaient-ils annoncer en respectant le protocole. Aussi Toto les laissa monter et les accueillit sans hostilité.

— Nous n'avons pas renoncé au *déphaseur quantique à résonances d'inflatons*, dit aussitôt Rouquemoute.

— Nous n'y avons pas renoncé ! confirma Blondin.

Toto se disait que Rouquemoute devait être Castor, alias Droite, alias Alpha. D'autre part, d'un coup d'œil, il vérifia avec satisfaction qu'il avait bien anticipé le bas de leurs tenues.

— Je suis désolé messieurs, mais j'ai réservé un après-midi à Rambouillet.

— Nous le savons ! dit Rouquemoute.

— Nous le savons ! répéta Blondin.

— Ne nous en voulez pas, enchaîna Rouqemoute, mais nous en avons été avertis par les industries Arlon Dusk, qui fournissent les délicieux services de loisir que vous aviez commandés.

Toto fronça les sourcils. Étrangement, bien qu'éprouvant certaines manifestations de la colère, il se sentait incapable de faire preuve de ressentiment. Il avait lu quelque chose, une publicité peut-être, à propos des phéromones de synthèses, développées par *Arlon Dusk Pharmaceuticals* et possédant la faculté d'exciter les humeurs, et parmi elles la sympathie. Il restait possible que les jumeaux en soient parfumés.

— Non, ne nous en voulez pas ! ponctua Blondin.

— Nous vous proposons un tour d'horizon de ce que nous pouvons vous offrir en contre-partie de votre collaboration à propos du *déphaseur quantique à résonances d'inflatons*. Vous allez passer une véritable journée au paradis ! s'exclama Rouquemoute.

— Oui ! une véritable journée au paradis ! ponctua Blondin.

En état de reddition, Toto se disait « ces mecs sont des génies... ils méritent bien qu'on les laisse faire leur *show* jusqu'au bout... » Néanmoins, il n'avait toujours aucune idée à propos duquel de « ces enculés » étaient derrière tout ça. Semblaient toutefois exclus tous ceux qui avaient passé la soirée à se défoncer dans son appartement, mais il ne fallait jurer de rien, surtout venant de ce « merdeux de Colorado Duluth ».

De guerre lasse, sans énergie pour lutter, en pleine conscience des vertus de l'« à-quoi-bon », Toto suivit Rouquemoute et Blondin. Ils rejoignirent ensemble une limousine de haut standing garée dans la rue. Toto pouffa en remarquant aussi la démarche des jumeaux, tout à coup moins raide, rebondissante, presque dansante, un peu comme ferait John Travolta.

Le véhicule était spacieux, même beaucoup trop pour seulement trois personnes.

Aussitôt installés, Rouquemoute mit de la musique et demanda :

— Est-ce que vous aimez le *rock and roll* ?

Il prononça singulièrement « wreukandewreull », mais le plus étrange resta que, simultanément, les deux frères se mirent à tirer la langue et faire les cornes. Toto éclata de rire, tandis que Bernie Bonvoisin braillait « *Tu bosses toute ta vie pour payer ta pierre tombale*[1] */ Tu masques ton visage en lisant ton journal / Tu marches tel un robot dans les couloirs du métro / Les gens ne te touchent pas, faut faire le premier pas...* »

— J'aimerais bien un peu de calme et de détente, réclama Toto.

Rouquemoute éteignit la musique au moment où Bernie criait « *Antisocial, tu perds ton sang-froid...* », puis, tel un magicien, Blondin ouvrit la main et présenta trois pilules arc-en-ciel.

Toto hésitait, mais l'atmosphère baignait dans les phéromones bienveillantes. Rouquemoute fit un sourire malicieux, tout en soulevant les sourcils et en dodelinant, puis il mit une pilule entre ses dents. Il fut imité par Blondin, d'une manière totalement conforme. Les deux frères croquèrent avant d'avaler, simultanément, tout en frissonnant de plaisir.

Toto saisit la dernière pilule et reproduisit le rituel des jumeaux.

— Ça fait du bien, dit Toto, surpris par la rapidité des effets.

— Ça fait du bien ! confirmèrent d'une même voix Rouquemoute et Blondin.

Puis, soudainement, la limousine s'arrêta, et trois femmes montèrent, pas du tout intimidées, visiblement parfaitement professionnelles.

Rouquemoute dévoilà un mini bar et servit du champagne. Aussitôt servi, un peu cavalièrement, Toto Montbriard but sa coupe cul-sec. Les deux frères se dévisagèrent, firent un signe d'approbation, et imitèrent Toto. Affectées par les phéromones, les trois femmes riaient de bon cœur.

Soudainement, Rouquemoute claqua dans les doigts, et les trois femmes se mirent en position pour pratiquer une fellation. Totalement désinhibé, Toto n'eut pas l'heur de décliner qu'il était déjà en main. Il constata que ses compagnons étaient normalement proportionnés et fut presque déçu. Le sens du croquignolet avait ses limites même pour des artistes aussi doués que les frères Hildieck.

---

1. Paroles de Bernard Bonvoisin et Albert Krief.

Puis, Toto ne pensa plus à rien, il sentait maintenant sur son sexe toute l'application professionnelle qui, il fallait le reconnaître, était de haute volée. D'ailleurs, ses sens étaient exacerbés comme si son corps était tout entier électrisé. Il n'avait pas ressenti cela depuis l'époque de sa vigoureuse jeunesse, quand baiser tout ce qui bouge s'était imposé comme un bref sacerdoce avant l'avènement de l'« à-quoi-bon ».

Le temps et la montre divergeaient encore. Toto ne sut pas mesurer la durée du vif plaisir qu'il ressentit. Il fut presque déçu de conclure déjà par un râle d'agonie achevé dans un cri étonnant et peu familier de sa part :

— AAAAAh... AAAhhhh... Ahhhhh... Chhhhh...

— AAAAAh... AAAhhhh... Ahhhhh... Chhhhh... confirma aussitôt Rouquemoute.

— AAAAAh... AAAhhhh... Ahhhhh... Chhhhh... ponctua enfin Blondin.

À nouveau lucide, Toto se dit que les trois hommes semblaient suivre un protocole étrange : agir, confirmer, ponctuer.

Professionnelles jusqu'au bout, les femmes nettoyèrent les menus désordres laissés par la jouissance, puis les hommes se reboutonnèrent civilement.

Cependant, à peine quelques instants plus tard, la voiture s'arrêta à nouveau, et les trois femmes descendirent comme elles étaient montées.

La limousine aussitôt repartie, Rouquemoute dévoila un humidificateur.

— Cigare ? demanda-t-il.

— Cigare ? répéta Blondin.

C'était moyennement son goût, mais Toto acquiesça volontiers. Rouquemoute procéda et bientôt les trois hommes tiraient de bonnes bouffées et faisaient de jolis ronds.

— Ah ! Nous passons une bonne journée au paradis ! dit Rouquemoute en clignant de l'œil.

— Ah ! Nous passons une bonne journée au paradis ! confirma Blondin en clignant symétriquement de l'autre œil.

Toto regarda l'heure à la montre de Rouquemoute et constata qu'il ne s'était écoulé que vingt minutes à peine depuis leur départ. Cependant, comme au spectacle, il était parfaitement détendu.

— Maintenant, êtes-vous disposé à nous céder le *déphaseur quantique à résonances d'inflatons* ? demanda Rouquemoute, comme on fait la quête, avec un genre de sourire tout manouche, aux dents en or près.

— Oui, êtes-vous disposé à nous céder le *déphaseur quantique à résonances d'inflatons* ? appuya Blondin.

— Vraiment, les gars, c'est du très... très... lourd. Je ne sais pas qui est derrière tout ça, mais ça fait plus de bien que je n'aurais cru...

— Vous ne répondez pas Capitaine Lasalle ! dit sérieusement Rouquemoute.

— Non, vous ne répondez pas Capitaine Lasalle ! ajouta Blondin.

Toto éclata de rire. Tout à fait dans le jeu, d'une voix exagérément nasale, il déclama en crispant un sourire de dents, et en oscillant rapidement la tête comme un robot en surchauffe :

— Je ne suis pas le capitaine Lasalle...

Puis, Toto redoubla son rire. Aussitôt Rouquemoute et Blondin se figèrent. Ils se regardèrent et, dans un même élan, jetèrent leurs perruques et mirent un masque à gaz.

Toto n'eut pas le temps de s'étonner que Alpha, alias Droite, alias Castor, alias Rouquemoute, appuya sur un bouton, et l'habitacle fut immédiatement rempli d'une fumée acre.

4

— ... ce n'est pas que le monde soit en perdition, que la planète se meure... ou qu'on l'empoisonne... tout ceci est d'abord une conséquence de l'humeur et de la sentimentalité... c'est surtout l'humanité qui se ronge elle-même... comme la bête prise dans le piège finit par se dévorer... parce qu'elle n'a plus n'y lieu, ni feu, ni dieu... L'humanité n'a plus foi en rien... sauf peut-être dans la technologie... mais déjà le pic est passé... personne n'avait prévu la faillite de Facebook ou de Google... J'ai créé Dusktube ou Duskrumor... parce que je suis resté solidaire de la liberté, et que la dérive totalitaire était manifeste... alors à la fin, les gens se sont désintéressés, et il a juste fallu que l'audience baisse de pas grand chose pour que les valorisations soient liquidées... Parce que nos entreprises sont en réalité des coquilles vides... Même Narcisse a été vaincu par l'ennui de la contemplation de soi-même... Mais l'humanité doit retrouver le goût des grands projets...

Toto Montbriard n'avait pas encore conscience d'être réveillé, mais, depuis quelques temps déjà, il entendait un étrange discours, résonnant comme dans un hangar, haché, dit d'une voix propice à la scansion, dont il n'avait pas assez le souvenir pour la reconnaitre aussitôt. D'autre part, Toto ignorait s'il avait les yeux ouverts, mais, là où il se trouvait, il faisait très noir. En essayant de bouger, il comprit enfin qu'il était entravé et avait une cagoule sur la tête. De plus, il avait froid. Toto sentait un courant d'air et perçut qu'il était au moins partiellement déshabillé. Au minimum, on lui avait laissé le torse couvert, mais, à coup sûr, attachés à la chaise, ses pieds et ses jambes étaient nus.

Toto se dandina. Manifestement la chaise n'était pas fixée au sol. C'était imprudent de basculer sans savoir sur quoi on pourrait tomber.

— *... au cours de l'histoire, la plupart des aventuriers n'ont pas fait fortune... même si c'était une bonne part de leurs rêves que de devenir immensément riche... il y avait bien d'autres ambitions qui font les passions créatrices de l'humanité... nombre d'entre eux ont même risqué toute leur fortune pour partir ou repartir à l'aventure... Et combien d'expédition se sont-elles perdues ?... Combien de ces hommes sont passés à l'oubli ?... En dépit de leur courage et de leur vitalité...*

Toto avait soif. Il se passa la langue sur les lèvres, et constata qu'il n'était pas bâillonné.

— Ohé !... Il y a quelqu'un ?... Parce que ça va un peu trop loin là... les gars... vous êtes là ?...

Étouffée, la voix ne résonna pas, mais Toto avait tout de même l'impression d'être dans une très vaste pièce.

— *... j'ai fait fortune c'est vrai... et beaucoup m'ont critiqué pour cela... mais je n'ai pas consacré mon existence à jouir de mes biens... j'ai voulu améliorer l'humanité... On m'a reproché la technologie, mais j'ai toujours mis en avant le libre-arbitre, la présomption du discernement, le consentement... et si ce n'avait pas été moi, cela aurait été un autre, parce que les hommes veulent ce qu'ils veulent... jamais on ne pourra me reprocher d'avoir agi comme si les êtres humains étaient des mineurs qu'il fallait absolument diriger... la liberté a été, est, et restera mon seul guide... qui puis-je si nombre des humains s'en servent si mal ?... Ce n'est pas l'usage qui fait la bête, mais la bête qui fait l'usage...*

— Stanislas c'est toi ?... Colorado ?... Lewinski ?... Franchement, je ne sais pas où vous avez dégotté les jumeaux, mais il faut les embaucher pour un *show* dédié !... Ils vont faire un malheur !

— *... et c'est parce que ma conviction envers l'humanité n'a pas changé... parce que je souhaite profondément améliorer son sort et son destin que ce projet est celui qui me tient le plus à cœur... Tout ce que j'ai fait visait à sa réalisation...*

— Allez les gars... j'en ai marre là... et puis j'ai soif... et puis j'ai envie de pisser...

— *... il n'y rien de plus vital pour la santé de l'humanité que de repousser l'ultime frontière... en rendant à l'homme son goût pour l'exploration... je veux donner à l'humanité les moyens d'assouvir ce qui est ancré au plus profond de sa nature... et dont la perte désespère nombre d'entre nous...*

Toto se mit à sauter sur sa chaise et à avancer prudemment dans une direction aléatoire. Puis il se ravisa et décida de se diriger vers le son de cette voix familière.

— *... rendre possible le voyage intersidéral sera mon ultime projet et l'œuvre de ma vie... tout ce que j'ai fait, tout ce que j'ai bâti, l'immense fortune que j'ai accumulée, je le répète, et ne cesserai de le redire... en dépit des effets qu'on me reproche injustement... cette fortune, je l'ai mise au service de ce projet : pour que l'humanité diffuse à travers les mondes et répande son incroyable fécondité... je veux faire que l'humanité, devenue si souvent stérile dans le monde clos de la Terre où tous les espaces sont occupés, ensemence au delà et par delà les systèmes et les galaxies... il y a tant de mondes vierges à conquérir...*

Avançant prudemment, Toto rencontra un obstacle, vraisemblablement une table. « C'est évidemment Arlon Dusk qui parle... » se dit-il.

— *... on me dit qu'il n'est pas possible de vaincre la physique... À ceux-ci, je réponds deux choses... la première est : « ce n'est pas possible ! » est la devise de tout ceux qui échoueront... et « Ce n'était pas possible » est la devise de tout ceux qui ont essayé.*

Apparemment, la table n'était pas fixé au sol. Toto chercha à la pousser un peu, mais elle était lourde ou surchargée. Il poussa plus fort, et les pieds raclèrent enfin.

— *... la deuxième chose est : que savions nous de la physique, il y a un siècle ? Deux siècles ? Quatre siècles ?... Alors, mes amis... que croyez vous que nous devrions faire ?... Toute l'histoire de la science et de la technologie est un procès contre* *la physique et contre la réalité !... Alors je le redemande : que devrions-nous faire ?... Vous constatez que l'homme est insatisfait, et c'est pour cela qu'il désespère... et qu'il préfère les illusions du progrès au progrès lui-même...*

— Monsieur Dusk, c'est vous ?... Allez les frangins ?... Vous avez aussi recruté un imitateur? Sans déconner, j'espère que vous filmez parce que c'est le meilleur canular de tous les temps ! Pour quelle boîte de loisirs extrêmes vous bossez ? Car c'est bien ça hein ?

À ce moment Toto cru entendre le grincement typique d'une porte.

— *... je vais vous le dire, ce que nous allons faire...*

La voix s'interrompit et ne reprit pas.

— Allo ? Il y a quelqu'un ? essaya encore Toto Montbriard.

Soudainement, on lui ôta la cagoule de la tête comme on enlève un pansement. Aveuglé par les lumières, Toto plissa les yeux tout en faisant un rictus de dents. La respiration fut aussi brièvement raccourcie, comme pour une syncope.

— Moins fort les lumières ! s'exclama-t-il, tandis que ses yeux cherchaient à accommoder.

Bientôt, parce qu'il s'y attendait, Toto reconnut ses acolytes malgré le contre-jour. Néanmoins, ils s'étaient changés et avaient retrouvé leurs costumes sombres par dessus lequel ils portaient une blouse blanche. Malgré l'aveuglement Toto remarqua qu'il n'était plus nécessaire de leur assigner un sobriquet, car ils arboraient aussi un badge où, respectivement, il était inscrit « Alpha » et « Bêta ».

— Nous voulons le *déphaseur quantique à résonances d'inflatons*, dit Alpha.

— Nous LE voulons, ponctua Bêta.

— Les mecs, ça va trop loin... hein... on a bien ri, mais ça commence à me casser les couilles... détachez-moi maintenant...

— Nous vous avons offert une belle journée, dit Alpha.

— Oui, une très belle journée, confirma Bêta. Au paradis !

— Oui, au Paradis ! Nous avons tout fait pour vous séduire, précisa Alpha.

Bêta tourna la tête vers Alpha et opina plusieurs fois d'un ample et lent mouvement de haut en bas, puis il répéta :

— Nous vous avons offert une très belle journée au paradis !

Les lumières restaient assez aveuglantes pour qu'il soit impossible d'évaluer la profondeur de la pièce. Mais, Toto pouvait maintenant jauger les alentours du décor. Il y avait bien un écran sur lequel était figée l'image d'Arlon Dusk, assis dans un fauteuil, près d'une fenêtre, dans une pièce très lumineuse. On ne voyait aucune assistance. Il paraissait plus âgé que ce que Toto croyait. Sans doute, l'enregistrement était-il assez récent, en dépit du fait que le magnat de la technologie ne s'était plus montré en public depuis longtemps. Sur la table, qui avait parut très lourde à Toto, il y avait plusieurs mallettes en kevlar ou en métal. En dessous, il y avait aussi une de ces grosses batteries à hydrogène des industries Arlon Dusk, qui servait manifestement à alimenter les projecteurs. Un peu plus loin, dans l'ombre encore assez luminescente, Toto crut reconnaître le capot d'une voiture, du genre d'un très gros SUV hybride électro-hydrogéné, sorti lui aussi des usines Arlon Dusk. Dans tout ce canular, il ne faisait plus de doute que le sponsor était bien lié, de près ou de loin, à ce techno-dingo sympathique que Toto ne connaissait pas, et qui le laissait plutôt indifférent, en dépit du fait que sa technologie régnait sur une partie croissante de son quotidien, comme c'était le cas pour une part majoritaire de l'humanité. Arlon Dusk avait triomphé dans ses entreprises en vendant du rêve, mais à l'ère du toc et du simulacre, qu'y avait-il de plus conformiste que de faire fortune en pariant sur le progrès, comme on fait au casino ?

— Bon allez ! reprit Toto Montbriard. Je sais bien que vous m'avez amené quelque part dans les studios, et qu'il doit y avoir tout un tas de personnes encore planquées et prêtes à crier : « Surprise ! »

— Quel est votre nom ? demanda Alpha.

Toto souffla de dépit.

— OK... Jouons le jeu, deux minutes... Je suis Toto Montbriard !

— Quel est votre nom ? répéta Bêta.

— Toto Montbriard !

— Votre nom ! demanda Alpha.

Pour la première fois, Alpha parut plus agressif.

— Toto Montbriard !

— Votre nom ! répéta Bêta sur le même ton que Alpha.

— Toto Montbriard ! Vous voulez que je le chante ou quoi ?

Soudainement, Alpha lui asséna une gifle d'une puissance tout à fait respectable.

— Votre nom ? dit-il plus calmement.

Toto était coi. Il aurait voulu toucher sa joue brûlante, mais il était entravé. Cela ne semblait même pas le choquer. Sans doute, y avait-il encore dans l'atmosphère d'étranges phéromones. D'autre part, Toto avait déjà tourné avec des metteurs en scène assez autoritaires pour conditionner les acteurs dans le but qu'ils ne retiennent pas leurs coups durant certaines scènes de violence.

— Votre nom ? répéta encore Alpha, en souriant maintenant.

Pendant ce temps, inhabituellement désolidarisé de Alpha, Bêta était en train d'ouvrir la plus petite des mallettes en kevlar.

— Je suis Antoine Honoré Montbriard Desprez du Cange.

Alpha lui asséna une gifle toute jumelle à la première.

— Mais quoi merde ! Arrêtez vos conneries maintenant ! s'emporta Toto.

— Nous voulons le *déphaseur quantique à résonances d'inflatons*, dit Alpha.

— Nous LE voulons, ponctua Bêta, tout en farfouillant dans la mallette.

— Votre nom ? répéta Alpha, à nouveau agressif.

— Je suis le Baron Antoine Honoré Montbriard Desprez du Cange, fils du Baron François Louis Alphonse Montbriard Desprez du Cange et de la vicomtesse Antoinette Marie de Valais.

Alpha le gifla encore, d'une intensité sensiblement accrue.

— Votre nom ! exigea-t-il.

— Votre nom ! ponctua Bêta en brandissant un genre de sécateur qu'il avait enfin trouvé dans la mallette en kevlar.

— Votre nom ? reprit Alpha plus calmement.

— J'ai ma dose les gars... si vous n'arrêtez pas cette comédie immédiatement, ça va mal finir... C'est allé trop loin... Je n'ai aucun goût, mais alors aucun, pour la souffrance... Alors le masochisme... non merci les enfants...

Soudainement, Alpha se précipita sur Bêta et lui arracha le sécateur des mains. Dandinant davantage que courant, les deux hommes s'élancèrent vers Toto devant qui ils se plantèrent. Aussitôt Bêta immobilisa le bras gauche de Toto Montbriard, tandis qu'Alpha enclencha le sécateur au milieu de la deuxième phalange de l'auriculaire de la main gauche.

Toto ne comprenait pas pourquoi il ne paniquait pas.

— Votre nom ? cria encore Alpha.

Le prisonnier remarqua une goutte de sueur sur la tempe de son agresseur, et une autre toute semblable sur celle de l'assesseur. Dans le noir, qui entourait tout l'espace éclairé, Toto vit quelque chose briller. Il se mit à sourire. Il chercha alentour s'il n'y avait pas d'autres signes, et il crut déceler un bruit de semelle, puis un genre de cliquetis de clés. Comme dans la nature, il y avait là une multitude de bruits, audibles uniquement à la condition de se concentrer et de chercher ce dont on a l'intuition qu'il s'y trouve. Toto sentait bien les deux lames contre son doigt, déjà moins froides, et il n'avait pas peur.

— Votre nom ? Cria encore Alpha en repositionnant le sécateur et en le pressant un peu, tandis que Bêta tenait plus fermement son bras.

— Je suis lassé par ces conneries... c'était drôle au début, mais là, j'ai ma dose... Que dois-je dire ? Comme d'habitude quand une scène part en vrille parce que Colorado Duluth nous a pondu un scénario débile ? Hein ?... Coupez ?... C'est ça que vous voulez entendre ?...

— Votre nom ? enchérit plus brutalement Alpha.

— Votre nom ! ponctua Bêta dans la forme la plus autoritaire qu'il n'avait exprimée jusqu'ici.

— OK, Coupez ! s'exclama Toto Montbriard.

La douleur psychologique est une chose que Toto connaissait bien. Il en avait éprouvé de nombreux aspects. Mais la douleur physique lui était étrangère, notamment grâce à cette pharmacopée triomphante dont on pouvait affirmer qu'elle avait vaincu une grande partie de la souffrance physique. Aussi, la menace paraissait ridicule. Cependant, la façon dont les nerfs s'embrasèrent quand Toto sentit les lames se refermer comme des mâchoires, et plus encore quand il vit sa phalange sanguinolente sur le sol, ne laissait plus de doute quand au fait que « quelque chose était en train de partir en couille. »

La douleur avait commencé par une sorte de sidération, puis Toto hurla comme il n'avait jamais crié de toute sa vie. Aussitôt, Bêta lui planta une seringue dans la main. Cinq secondes plus tard, Toto ne sentit plus rien. Néanmoins, il était en sueur, et il pleurait presque :

— Putain... mais vous êtes qui bordel ? tenta-t-il. Qu'est-ce que vous voulez ?...

— Votre nom ! s'exclama Alpha.

— Je suis Toto Montbriard ! Antoine Honoré Montbriard Desprez du Cange !

Bêta lui fit une seconde injection. Cinq secondes plus tard, sans que la douleur ne revienne tout à fait à la même intensité, Toto sentit une tension lancinante au niveau de la main. C'était très désagréable. Alpha engagea aussitôt le sécateur au niveau de la deuxième phalange de l'annulaire gauche.

— Nous voulons le *déphaseur quantique à résonances d'inflatons*, dit Alpha.

— Nous LE voulons, ponctua Bêta.

— Et nous voulons votre nom ! enchérit Alpha.

— Putain, mais vous êtes des aliens ou quoi ?

Alpha et Bêta se regardèrent en fronçant les sourcils.

— Définissez « alien », demanda Alpha.

— Oui définissez « alien » ! enchérit Bêta.

— Des putains d'extra-terrestres !

Aussitôt, Alpha et Bêta éclatèrent de rire d'une façon franche et sonore !

— Non, nous sommes bien humains !

— Oui, nous sommes humains !

— Nous sommes Alpha et Bêta Hildieck, les fils légitimes de Joseph Hildieck, l'immense mathématicien dont nous sommes les fiers héritiers, dit Alpha.

— Oui ! Nous sommes Bêta et Alpha Hildieck, les fils légitimes de Jospeh Hildieck, l'immense mathématicien dont nous sommes les fiers héritiers, confirma Bêta.

— Putain, vous pourriez être tout aussi bien Hansel et Gretel, fils de Radagast le brun...

Alpha et Bêta se regardèrent encore en fronçant les sourcils.

— Votre nom ! dit Alpha en accroissant à nouveau la pression du sécateur.

— Mais putain ! les dingos, vous voulez quoi ?

— Nous voulons le *déphaseur quantique à résonances d'inflatons*, dit Alpha.

— Nous LE voulons, ponctua Bêta.

— Mais bordel ! je ne l'ai pas, moi, votre machin !

Alpha desserra la pression du sécateur et regarda Bêta.

— D'après les statistiques, la première chose que les mâles veulent protéger en cas de menace est leur pénis, dit Bêta.

Alpha hocha la tête et déplaça aussitôt le sécateur au niveau de l'entre-jambe de Toto Montbriard. Sans nouvelle menace, il découpa le caleçon et écarta méthodiquement les lambeaux qu'il tendit à Bêta. Bêta les jeta dans une poubelle, tandis que Alpha avait repositionné le sécateur a mi verge.

— Votre nom ! cria Alpha en serrant les dents.

— Manifestement, on ne se comprend pas... supplia Toto. Je jure que je voudrais vous donner tout ce que vous voulez et vous dire tout ce que vous voulez entendre... Dites-moi juste ce que c'est ! Je jure que je le ferai, sur le ton que vous voudrez... Même à la Cyrano, si vous voulez... Même en costume... Même avec une plume dans le cul !... Je vous jure que je vous dirai ce que vous voulez entendre.

Alpha retira le sécateur et dévisagea Bêta.

— Nous voulons votre nom, dit calmement Alpha.

— Et nous voulons le *déphaseur quantique à résonances d'inflatons*, ajouta Bêta.

— Mais je m'appelle Antoine Honoré Montbriard Desprez du Cange, et je ne sais pas où est votre appareil.

Alpha replaça le sécateur à mi verge et cria :

— Votre nom ! Votre nom ! Votre nom !

Même Bêta ne parvenait plus à suivre le rythme.

— Et puis merde à la fin ! s'emporta Toto. Coupez ce que vous voulez ! J'ai toujours voulu me payer une belle prothèse des industries Arlon Dusk !

Alpha renforça la pression et Toto sentit la coupure.

— Je suis le capitaine Lasalle ! Je suis le capitaine Lasalle ! s'écria Toto Montbriard.

Alpha détendit le sécateur et le reposa sur la table. Les jumeaux arboraient un sourire satisfait.

— Oui ! Vous êtes le capitaine Lasalle ! dit Alpha.

— Oui ! Le capitaine Lasalle ! confirma Bêta.

— Le formidable descendant d'une longue lignée d'explorateurs ! ajouta Alpha. Depuis Cartier ! Et le lieutenant Lasalle de la bataile de Chesapeake !

— Un formidable explorateur lui-même ! ponctua Bêta.

— Maintenant, nous direz-vous où se trouve le *déphaseur quantique à résonances d'inflatons* ? demanda Alpha.

Bêta hocha la tête plusieurs fois.

— C'est peut-être Colorado Duluth qui l'a, essaya Toto. Ou alors le Docteur Astéroïde !

Alpha et Bêta se précipitèrent vers la lourde table. Bêta déverrouilla la plus grande des mallettes en kevlar, et, à quatre bras, les jumeaux sortirent un gros ordinateur avec précaution. Puis Alpha le brancha à la batterie à hydrogène et le câbla à divers autres appareils, pendant que Bêta apportait à Toto un peu d'eau, qu'il lui fit boire à l'aide d'une paille. Puis, Bêta s'assit devant l'ordinateur tandis, que, derrière lui, Alpha balayait l'écran des yeux à toute vitesse.

— Nous n'avons pas de données suffisantes à propos de Colorado Duluth, conclut Bêta après cinq bonnes minutes.

— Qui est Colorado Duluth ? demanda Alpha, à nouveau suspicieux.

— Qui est-il ? ponctua Bêta.

— C'est le merdeux qui a inventé toute cette histoire abracadabrantesque, répondit laconiquement le rimbaldien Toto Montbriard.

Bêta continua de frapper sur la console tactile. Alpha était toujours derrière lui et supervisait les différentes requêtes que le plus technicien des deux exécutait avec précision.

— Je suis formel, Colorado Duluth n'existe pas, dit Bêta. Il n'y a pas assez d'occurrences le concernant. C'est une fluctuation non résonante dans la distribution statistique de l'information.

— Nous sommes formels, ponctua Alpha. Colorado Duluth est une invention.

Dans un élan de dérision, Toto se demandait s'il ne devait pas rebaptiser Bêta en Alpha prime, et Alpha en Bêta prime.

— Je vous assure que Colorado Duluth est aussi réel que vous et moi. Je le connais depuis cinq ans. Mais si ce n'est pas lui, alors c'est forcément le docteur Astéroïde !

— Le docteur Astéroïde est introuvable. Il utilise des moyens techniques que même nous n'avons pas pu retracer ! dit Alpha.

— Il a disparu ! ponctua Bêta.

— Hé qu'est-ce que j'y peux moi ? supplia presque Toto Montbriard.

— Nous vous avons fait plaisir ! dit Alpha.

— Nous vous avons fait souffrir ! ajouta Bêta.

— Nous vous avons menacé ! compléta Alpha.

— Et ça n'a pas marché ! conclurent à l'unisson Alpha et Bêta.

Aussitôt, Alpha prit une seringue et contourna la table en frappant des pieds. Sans hésiter, il piqua directement Toto au cou et lui remit la cagoule sur la tête. Il perdit connaissance en moins de trois secondes.

Quand il revint à lui, Toto était allongé sur une table, manifestement intubé, et surtout, il sentait que sa tête était prise dans un appareillage terrifiant. Néanmoins, il pouvait encore légèrement bougé. Entravés, ses bras restaient assez libres pour faire quelques mouvements.

Au toucher, Toto constata que sa main gauche avait été pansée, et de la main droite, il put vérifier qu'il avait toujours ses testicules et son pénis.

Rassuré par une pâle idée de l'essentiel, Toto pouvait maintenant spéculer en toute sérénité sur les objectifs de ce nouveau simulacre. D'emblée, il était à peu près clair que Alpha et Bêta allait trifouiller dans sa cervelle d'une manière plus ou moins invasive. Ce qui fut confirmé quand le visage de Alpha ou Bêta, disons une forme superposée des deux frères Hildieck que Toto désigna mentalement par « Alphabet », apparut dans son champ de vision, affublé de ce sourire aussi malséant qu'impénétrable, mais surtout muni dans la main droite d'une perceuse de bricolage. Toto essaya de se débattre un peu, mais Alphabet resserra les sangles entravant ses membres. Puis, Alphabet commença à visser sur la table l'appareillage dans lequel le crâne de Toto était enfermé.

Intubé, le supplicié ne pouvait pas parler. Apparemment mimétique, Alphabet considérait qu'il devait lui aussi communiquer par gestes. Il revint dans le champ de vision de Toto pour lui montrer un dispositif électronique miniaturisé et une perceuse chirurgicale dont il testa le bon fonctionnement en pressant trois fois la gâchette. Ensuite, Alphabet mima le geste de se percer la tête et d'y mettre la puce électronique. Toto n'avait plus que ses yeux pour protester et ceux-ci disaient toute la terreur possible.

Il aurait à cet instant tout donné pour une pilule de *trifalgon* ou un cachet de *nihilon.*

Alphabet disparut du champ de vision de Toto, et il était impossible de relier les bruits alentours à des actes précis. Cependant, en raison de la diversité et de la simultanéité des sons, Toto se dit que Alphabet devait être à nouveau Alpha et Bêta.

Inévitablement divaguant, Toto se souvint alors des expériences neurales des industries Arlon Dusk, et comment celui-ci avait été mis en difficulté quand l'une de ses tentatives avait viré au fiasco, et qu'une centaine de singes étaient tous morts en moins de vingt-quatre heure après qu'on leur avait implanté un prototype de puce à gain de fonctions. Par la suite, Arlon Dusk avait dû revoir ses ambitions à la baisse et avait mené des expériences sur des crabes, pour une avancée modeste, démontrée par une méthode pour le moins contestable sur le plan épistémologique. Puis, il y avait eu un autre accident, qui, quant à lui, n'avait pas provoqué le même scandale que pour les primates, quand, encouragé par les résultats obtenus sur les crabes, l'urologue virtuel, exilé fiscal, futurolâtre, et thuriféraire amoureux d'Arlon Dusk, Laurent Sicambre s'était porté volontaire pour recevoir l'implantation d'une puce. Il l'avait fait comme on fait un acte de foi, et aussi dans le but de redorer un blason durablement flétri lorsqu'il s'était dérobé, après en avoir fait le serment que personne ne lui avait jamais demandé de prêter, qu'il mangerait son chapeau moins les armatures, dans le cas où il aurait tort à propos de l'efficacité d'une innovation techno-médicale aux résultats controversés. Laurent Sicambre était maintenant dans un établissement spécialisé, où il végétait, le plus souvent le regard vide et la bave aux lèvres, aux soins de ces êtres remplaçables et inutiles qu'il méprisait tant, et qui, en dépit du standing de l'établissement et la fortune de leur patient, le laissaient volontiers baigner dans son jus avec la merde au cul.

C'est à ce moment, et avec le renfort de cette idée que personne au monde ne voudrait, ni être, ni devenir Laurent Sicambre, que Toto Montbriard commença à avoir peur.

Soudainement, l'état combiné Alphabet reparut dans le champ de vision de Toto, le visage jovial et les yeux brillants. Non seulement, le sourire était déplacé, mais il était aussi une image de la démence la plus gratuite, telle qu'elle se manifeste dans la fiction la plus médiocre où le Mal n'a pas de but. Alphabet montra à Toto une molette relié à une perfusion, qu'il actionna aussitôt. Une nouvelle fois, il perdit connaissance dans l'écho de bruits métalliques d'un funeste présage.

5

Le lundi matin, quand personne ne vit Toto Montbriard au studio, l'inquiétude ne tarda pas à devenir aussi prégnante que l'est la certitude. Comme ne manquait jamais de le louer Stan Durand, Toto était ponctuel. En dépit de sa misanthropie et du mauvais caractère, il restait plutôt facile à diriger. Par vanité, Toto disait lui-même qu'il avait été élevé à la trique et aux humiliations.

Au début, Marie Lewinski vit surtout les difficultés qu'allait poser le moindre retard dans le tournage du double-épisode final qui conclurait la série, avec un mélange de grandeur et de douceur amère. Outre le dépassement des coûts, nombre de techniciens, et surtout quelques acteurs clés, étaient déjà attendus sur d'autres projets, qui, pour certains d'entre eux, nécessiteraient quelques ajustements de silhouette. Retarder le tournage n'était pas une option.

La communication de crise fut activée, quand, en fin de matinée, il se répandit enfin sur le réseau *Duskrumor* que Toto avait été victime d'un enlèvement, rumeur bientôt identifiée comme une théorie du complot par les derniers *fact-checkers* patentés, vieillis et fatigués, qui n'avaient pas réussi à se recycler, et vivaient maintenant du revenu universel.

Cependant, même en ayant accès aux technologies de surveillance des industries Arlon Dusk, il était impossible de tout verrouiller dans un espace ouvert. Et en effet, des captures photographiques des frères Hildieck, sous la forme de Rouquemoute et Blondin, furent diffusées et largement reprises à partir du milieu de l'après-midi. On voyait les jumeaux en compagnie de Toto Montbriard devant son immeuble. D'autre part, P. D. Turcotte,

Sarah Broutille, Tanja van Hove, et Pacho Macaréna confirmèrent que, les cheveux en moins, ils avaient vu ces mêmes hommes chez Toto, le vendredi soir.

La journée avançant, plus aucune information ne filtra à propos de Alpha et Bêta, à l'exception de quelques menus témoignages, en particulier celui de trois prostituées réticentes, qui confirmèrent néanmoins avoir pratiqué une fellation aux trois individus. On put affirmer que Toto avait bel et bien suivi les deux hommes de son plein gré, et on commença à supposer qu'il s'était enfui, ou qu'il cuvait quelque part. Cependant, nul ne savait qui étaient Alpha et Bêta, ce qui restait hautement suspect dans le monde dominé par l'image, l'exhibition, l'ADN, ou la reconnaissance faciale et oculaire. L'identité numérique était une réalité indépendante de la volonté des gouvernements, simplement par le fait que nul ne pouvait échapper aux yeux et aux oreilles, partout connectées, volontairement installées dans la vie de chacun des individus, tous reliés à la ruche du néant, où personne n'est jamais une île, tout en étant seul. Même l'ermite aspirant à l'anonymat verrait irrémédiablement son identité mise au jour en quelques heures au plus, à cause du nombre considérable de traces numériques qu'il abandonnait sans même le savoir, et parce qu'il se trouverait toujours un témoin fiable venant confirmer : « je connais cette personne ! » Le fait qu'un inconnu le reste plus de douze heure était maintenant le gage probable qu'on avait affaire à une personne protégée par une conspiration d'intérêts, qu'elle soit celle de la raison d'État, ou ce qui l'avait supplantée en importance depuis la Grande Crise de 2023-2025 : la raison commerciale. Tous les baudelairiens savent ce qu'il en est de la plus belle ruse du diable. Quand celle-ci est éventée, c'est que quelqu'un a échoué quelque part.

En fin d'après-midi, Toto restait introuvable et les dernières traces numériques faisaient état de la consommation de divers services de conciergerie, le dimanche matin, et de la réservation d'une journée à Rambouillet, annulée par des individus manifestement habilités par les industries Arlon Dusk ; avec un peu moins d'imagination que Toto, la rumeur surnomma les jumeaux Fox et Hutch, et on commençait à fortement les suspecter d'être au service de l'hydre technologique.

Cependant, pointer du doigt la responsabilité éventuelle du magnat dans la disparition de Toto Montbriard activa les pare-feu cognitif de la servitude volontaire. Dans l'esprit du public, en aucun cas le libertaire Arlon Dusk ne pourrait être lié à un complot d'une telle nature, d'autant plus qu'il n'y aurait pas assez de degrés sur une échelle pour mesurer la différence de notoriété, de fortune, et d'aura, dont jouissaient Arlon Dusk par rapport à Toto Montbriard. Si Toto avait dû donner des noms pour caractériser les dimensions de leur état respectif, il serait Yocto quand Arlon serait Yotta.

Du même élan qu'on avait impliqué les industries Arlon Dusk, l'intérêt déclina rapidement sur le réseau *Duskrumor*, sans que, fidèle à ses engagements, les modérateurs ne soient intervenus en aucune façon. Arlon Dusk ne s'était jamais dérobé devant les mises en cause, et, à l'époque, maintenant lointaine, où il s'exprimait encore dans le débat public, il avait déjà expliqué maintes fois que « les gens veulent ce qu'ils veulent », et que leur donner ne dédouanait personne de sa responsabilité individuelle, non plus que les consommateurs n'étaient dépouillés de leur libre-arbitre ou de leur capacité présomptive de discernement ; le bétail et la bêtise restent deux choses séparées.

Si Toto restait introuvable, les réseaux s'enflammèrent à nouveau le soir, et dans des proportions beaucoup plus importantes.

En effet, la famille de Tanja van Hove venait d'annoncer qu'elle avait disparu elle-aussi et que plus personne ne l'avait vue depuis le milieu de l'après-midi.

L'impact fut plus considérable de part le fait que Tanja était elle-même considérée comme une influenceuse d'envergure, surtout depuis son *happening* pornographique, et plus encore après sa prestation, toute fraiche, dans la mise en scène du sacrifice de l'enseigne Katia Aubrac. Dès lors, la traque numérique commença avec plus d'énergie et de moyens que ne pourrait en mettre n'importe quelle police patentée par un pouvoir régalien. Naturellement, la première question qui se posait était de savoir si Tanja était elle-aussi reliée aux jumeaux Fox et Hutch, qu'elle avait affirmé avoir brièvement aperçus chez Toto Montbriard.

Dans un mécanisme de masse tel que la traque numérique, il y a deux phases : la première fait intervenir les gens intéressés à la manifestation de la vérité ; ils s'activent pour tenter de résoudre un mystère. Cette première étape est suivie, avec un effet retard, par la seconde, où tous les parasites de l'événement qui, à coups d'avis, de nouvelles rumeurs, de montages photos et vidéos, de constructions rationnelles et farfelues, font tout le bruit qui rend inaudibles les faits importants, et finissent par disperser l'ensemble de l'événement dans un gigantesque brouhaha. La traque numérique est un phénomène typique de la psychologie des foules et de la transition de l'ordre vers le chaos.

Dans le meilleur des cas, la première phase dure environ douze heures, et parfois seulement une ou deux quand l'événement est assez considérable pour émouvoir jusqu'à menacer l'ordre public.

Dans la société d'après-crise, qui avait vu l'effondrement de la plupart des structures sociales et l'avènement paradoxal d'un État paternaliste, le fait divers n'était plus guère traité par la police. La violence ordinaire n'avait pas pour autant explosé, et avait même fini par régresser parce que, concurremment à l'effondrement, une autre police s'était établie grâce à un cocktail complexe et contradictoire fait de technologie, de libéralisme, et de cette peur croissante qui stérilise l'initiative à mesure que les risques deviennent résiduels et s'abîment dans un imparable « on ne sait jamais ». C'est à dire le lot de la servitude volontaire, dont les mécanismes sont si parfaitement connus qu'ils n'étaient plus mêmes étudiés dans les universités. La stupéfaction était une réalité culturelle indépassable comme l'est une fatalité : on sait, on comprend, alors on est indifférent ; Dieu n'est pas mort, il est seulement « À quoi bon ? »

Dans la doctrine moderne du maintien de l'ordre, on considérait que l'ordre public était menacé quand les conséquences d'un événement ne pouvaient pas être traitées ni par la stupéfaction ni par la peur. Car alors, la colère des imbéciles se répandait rapidement, au point de menacer cet ordre bourgeois invisible, en état de sécession, qui jouissait de la pénurie quand la masse en mourait à petit feu.

Aussi, parce que l'ordre public se confondait à l'ordre commercial, les industries Arlon Dusk confirmèrent que les individus, maintenant connus sous les sobriquets de Fox et Hutch, étaient bien les employés d'une de leurs divisions, responsable du projet *Antropospermie*, dont Arlon Dusk avait ébauché les contours durant sa dernière apparition publique. La société, par la voie officielle, affirma que les jumeaux n'avaient rien à voir avec les allégations les plus farfelues, largement répandues depuis le matin.

Le service de communication diffusa aussi une vidéo où on voyait Alpha et Bêta s'affairer dans un laboratoire, tout sourires et parfaitement coordonnés. On fit aussi quelque spots supplémentaires pour populariser les surnoms « Fox et Hutch », donnés par le public, et qui les rendaient manifestement sympathiques. On communiqua aussi à la presse une courte biographie, où il était surtout question de leur père, le mathématicien Joseph Hildieck, collaborateur de la première heure d'Arlon Dusk, décédé dans une tragique explosion sur le site de la division *Arlon Dusk Space and New Frontiers* dont le lieu précis restait hautement confidentiel.

Tout ceci ne disait pas où était passée Tanja van Hove, mais la société Arlon Dusk assura qu'elle mettrait tous les moyens à sa disposition pour concourir à la retrouver saine et sauve, et dans les meilleurs délais.

Le sort de Toto Montbriard était passé au dernier plan. Et, d'autre part, puisqu'il n'intéressait qu'une fraction congrue du public, personne ne remarqua que Colorado Duluth avait lui-même disparu.

Ce dernier fait était étranger à l'affaire, car Pierre Marais était brièvement réapparu, puis avait de nouveau disparu, quand un dénommé Denver La Tourette s'était fait enregistrer dans un hôtel de Chambéry. Plus personne n'entendrait parler d'eux dans cette histoire.

6

À son réveil, et en dépit des lourdeurs de la fatigue, le capitaine Lasalle éprouvait un sentiment de bien-être qu'il n'avait pas connu depuis longtemps. La première guerre de cent ans galactique était sur le point de s'achever. L'ennemi reculait partout. Les frontières, jamais franchies jusqu'alors, étaient percées de toutes parts. Les armes hyper-luminiques mises au point par le Grand Empire Galactique avaient été contrées avec succès, et la technologie était maintenant dans les mains des Planètes Terriennes. Le repos du soldat était proche. Surtout, l'enseigne Katia Aubrac dormait paisiblement dans ses bras, nue, chaude, puissante, et encore moite des parfums de cette nuit, qui n'en était pas vraiment une quand l'orbiteur faisait sa révolution autour de la planète Gaïa Prime en moins de deux heures.

Comment Katia avait-elle réchappé ? Elle même ne le savait pas. Elle se rappelait d'une grande lumière blanche qui l'avait enveloppée tout entière dans le champ des bobines Boppe-Cerdan. Elle n'avait ressenti ni douleur ni pression, et tous ses sens avaient comme fusionné. Alors, elle avait eu le sentiment de connaître tous les mondes à la fois, passés, présents, et à venir ; elle avait éprouvé leurs naissances et leurs fins, et leurs naissances encore.

Loin d'être pulvérisé, son corps avait été transporté. Et c'était bien elle, tout à fait vivante, qui gisait sur la couche étroite des quartiers du capitaine Lasalle, le cœur toujours battant, l'âme encore vivace, pleinement consciente des derniers instants d'une vie qu'elle avait cru quitter : du sentiment de l'amour et de la volupté du sacrifice. « Tout ira bien maintenant », avait-elle dit quand les mots avaient fini par manquer pour expliquer ce qu'elle avait vu.

Le capitaine Lasalle essayait de lutter contre ses propres sentiments. Il ne voulait pas s'y livrer et en devenir l'esclave, pas tant que la guerre durerait. Aussi, passée la terrible émotion de retrouver Katia vivante, avait-il tenté de rétablir la distance. Mais Katia semblait posséder la volonté d'une divinité. Rien n'était plus irrésistible. Après avoir cédé, le capitaine Lasalle s'était dit, lui-aussi, avec la même profondeur étrange qui fait l'écho : « Tout ira bien ».

Cette idée était juste. Ce matin avait la saveur de la vie, et tout allait bien. Le souvenir des heures passées s'imposait à l'épreuve physique des heures telles qu'elles avaient été dans leurs présents pleines de douleur. Le souvenir gardait une densité étrange, presque dérisoire, comme dans les farces des rêves les plus euphoriques. Puis, soudainement, l'enseigne Katia Aubrac, le lieutenant, devrait-t-on dire, puisqu'elle avait été élevée à ce grade à titre posthume, le lieutenant Katia Aubrac s'était réveillée, et elle était bel et bien vivante.

— Avez-vous bien dormi Henri ? demanda-t-elle en souriant, comme si elle se lovait.

— Oui, murmura le capitaine Lasalle, tout en se tournant pour la caresser aussitôt.

Cependant, arrêté par une intuition bizarre, le capitaine Lasalle retint sa main et l'examina quelques instants. Il ne savait pas dire ce qui n'allait pas, mais quelque chose ne lui paraissait pas à sa place.

— Ça ne va pas ? demanda le lieutenant Aubrac.

— Croyez-vous qu'il existe une chose comme une impression de déjà-vu, mais à l'envers ?

— Par exemple ?

— De croire qu'un événement est arrivé, de ne pas savoir ce que c'est, et en même temps, d'avoir l'impression que c'est faux.

— Ça ressemble à un désordre typique du mal de l'espace.

— Peut-être.

Soudainement, le capitaine Lasalle eut une nouvelle impression étrange. Il se demandait pourquoi il se souvenait aussi clairement de son ancêtre, un lieutenant Lasalle, qui avait combattu aux ordres du vice-amiral de Grasse à la bataille de Chesapeake, alors que dans le même temps, il ne savait plus exactement la date, ni ce qu'il avait fait précisément les jours précédents. Ses souvenirs passaient de l'un à l'autre comme on fait un saut instantané dans le temps. Puis, il se rappela que l'*Astrolabe* devait quitter les chantiers spatiaux de la lune La Ciotat Seconde, enfin remis en état après la bataille enregistrée pour la postérité sous le nom d'*Embuscade des deux frontières*.

— Vous avez l'air ailleurs, Henri, dit le lieutenant Aubrac. Mon héros serait-il fatigué ?

— Sans doute les combats m'auront-ils plus éprouvé que je ne l'avais cru, répondit le capitaine Lasalle en souriant.

Puis aussitôt, Henri Lasalle se leva pour aller se planter devant la grande vitre.

— J'ai toujours aimé cette vue sur Gaïa Prime. Quand la guerre sera finie, c'est ici que je viendrai m'installer. Elle est encore si vierge, et il y a tant à y bâtir.

Katia se leva à son tour et rejoignit Henri. Elle l'enlaça tout entier de ses bras et pressa dans son dos sa poitrine aux dimensions si déraisonnables. Le capitaine Lasalle courba le cou et prit une profonde respiration.

— Vous resteriez avec moi ? demanda-t-il.

— Ne nous faudra-t-il pas servir encore ? dit-elle.

— Si... Peut-être, mais dans la paix, il faut d'autres hommes que dans la guerre. Et, j'ai déjà passé mon existence entière à faire cette guerre...

— Renonceriez-vous à l'exploration du Grand Empire Galactique ?

— Pour vous, oui...

Le capitaine Lasalle n'était pas souvent sujet à la mélancolie. Il lui semblait qu'un autre parlait pour lui. Les Lasalle étaient des navigateurs et des explorateurs depuis plus de huit siècles, aussi, rien dans ce qui sortait de sa propre bouche ne lui paraissait naturel.

— Et si je venais avec vous, vers ce nouveau monde qui nous tend les bras ? demanda le lieutenant Katia Aubrac.

— Ne les avez-vous pas vus déjà ?

— Je les ai sentis plus que je ne les ai vus. Mais rien ne me dit que tout ceci était bien réel.

— Votre mort m'a paru réelle.

— Alors... c'est de cela dont il s'agit ? Henri ! N'est-ce pas moi que vous sentez dans votre dos ? Et mes mains ? Et ma bouche ?

— Je ne sais pas si je pourrais encore vous commander... Je ne sais pas si je pourrais risquer de vous perdre encore...

— Mon service s'est achevé au moment de ma mort... Je ne suis pas obligée de le reprendre.

— Je ne peux pas vous demander ce sacrifice... Quel genre d'homme serais-je ?

— Alors mettez fin à cette guerre et nous partirons ! Finissez ce qu'il vous incombe de terminer ! Faites-le pour moi !

Le capitaine Lasalle pensait être épargné par ce genre d'orgueil... Mais, déjà une fois, n'avait-il pas dit : « Pour vous, j'aurais donné les mondes ! » Ceci aussi ne paraissait pas naturel et en conflit avec sa conscience la plus profonde qu'il sentait vouloir se rebeller.

— Il y a toujours quelque chose que je me suis demandé, dit le lieutenant Aubrac, soudainement mystérieuse.

— Quoi donc ?

— C'est une curiosité d'ingénieur, mais avez-vous connu le Docteur Astéroïde ?

Le capitaine Lasalle marqua son étonnement. Quelle bien étrange façon de sauter du coq à l'âne ? Henri fronça les sourcils. Il était assailli par un vague sentiment qui n'affleurait ni la conscience ni la mémoire.

— Qui est-ce ? demanda le capitaine Lasalle.

— Mais vous savez bien ! L'inventeur du *déphaseur quantique à résonances d'inflatons* !

— Putain du merdeux de Colorado Duluth ! s'exclama le capitaine Lasalle.

— Qui est Colorado Duluth ?

— Je ne sais pas. Je ne sais même pas pourquoi j'ai dit ça.

— Moi, non plus.

— Avons-nous pris du *trifalgon*, hier soir ?

— Du quoi ?

Le capitaine Lasalle se dégagea lentement de l'étreinte, et s'assit sur le lit. Il était rattrapé par d'étranges visions qu'il ne pouvait raccrocher à rien.

— Voulez-vous une bonne pipe ? demanda Katia.

Le capitaine Lasalle dévisagea le lieutenant Aubrac. Il était à la fois consterné et, en même temps, il la désirait.

— Est-ce que vous vous souvenez comment nous sommes arrivés ici ? demanda le capitaine Lasalle.

— Je voulais juste vous faire passer une bonne journée au paradis...

La bouche du lieutenant Aubrac était maintenant déformée et elle semblait lutter aussi. Le capitaine Lasalle regarda encore sa main gauche, et il ressentit de la gêne.

— J'ai encore cette impression bizarre. Je ressens une douleur lancinante... comme si on m'avait arraché un doigt.

— On dirait que nous avons tous les deux le mal de l'espace...

Le capitaine Lasalle se releva et vint se placer devant le lieutenant Aubrac. Il sentait qu'elle était tendue.

— Vous êtes sûr... que vous... ne voulez... pas une bonne pipe ?... répéta-t-elle, avec une scansion saccadée et d'une voix de plus en plus déformée.

— Vous ne savez plus ce que vous dites. Taisons-nous, Katia, je pense qu'on nous observe... dit le capitaine Lasalle, fort et clair.

Tout à coup, ce fut le noir. Il n'y eut aucun bruit, aucun cri, aucun mouvement. L'air lui-même semblait figé. La température était insensible. Il n'y avait plus qu'une sorte de douleur diffuse.

En rouvrant les yeux, Toto Montbriard remarqua qu'il était allongé sur une table. Confus au possible, il fallait encore faire la part des sentiments, des impressions et des fantasmes. Il porta la main sur le front, et il constata qu'il avait des électrodes sur la tête. Puis, Toto se rendit compte qu'il y voyait clair, et qu'il y avait même beaucoup de lumière ici. Il reconnut l'entrepôt où il avait été torturé. Mais tout était calme.

Toto jaugea discrètement les alentours et reconnut Tanja van Hove, tout comme lui étendue sur une table, équipée elle-aussi d'un appareillage relié à des moniteurs menant jusqu'à la lourde table qu'il connaissait déjà. Tanja était vêtue d'une espèce de tenue de travail, grise et typique des ateliers.

Derrière la table, Toto retrouva Alpha et Bêta. Les jumeaux étaient concentrés sur des appareils qu'ils manipulaient avec un semblant d'inquiétude. Sur leurs blouses, on pouvait remarquer le détail qu'ils avaient modifié les badges d'identification. Maintenant, au feutre noir, il y avait écrit Fox sur l'un et Hutch sur l'autre. Fox était fixé sur l'écran tout en frappant avec agilité sur une planche tactile, tandis que Hutch ajustait des potentiomètres sur une console de contrôle étrangement archaïque.

La conscience revenait plus clairement. Toto sentit à nouveau une douleur dans la main gauche. Il la leva légèrement de la table et constata que sa main était bien pansée. Il remarqua aussi qu'il portait la même tenue que Tanja van Hove.

Toto remua doucement les jambes. Il comprenait maintenant ce que sa conscience embrumée avait du mal à identifier. En réalité, ni lui ni Tanja n'étaient plus entravés, et sans doute, tout comme lui, avait-elle eu droit à un genre de trépanation. Mais était-elle consciente ?

Maintenant lucide, Toto se disait que, pour la première fois depuis que les jumeaux avaient fait irruption dans sa vie, il avait enfin l'initiative. Mais celle-ci ne durerait peut-être pas très longtemps. Aussi fallait-il agir vite. Que ferait le capitaine Lasalle ?

Bravache, il bondirait et se lancerait à l'assaut de ses geôliers, les enverrait rouler au sol d'un simple coup de poing, et il délivrerait le lieutenant Aubrac, de qui il obtiendrait le baiser de la reconnaissance.

Toto Montbriard ferma les yeux et répéta la séquence dans sa tête plusieurs fois. Puis il bondit. Ses jambes en coton s'affaissèrent et un voile noir lui passa devant les yeux. Poussant sur les cuisses, le plus fort qu'il le pouvait, il parvint à se rétablir, mais il commença à tomber vers l'avant. Par bonheur, il fut retenu dans sa chute grâce aux câbles des électrodes solidement fixées sur sa tête, et qu'il avait négligées dans ses répétitions mentales.

Arrachant rageusement toute la machinerie, Toto s'élança enfin vers Fox et Hutch. Immobiles, à peine interloqués, les jumeaux ne songeaient pas même à se prémunir contre l'assaut. Toto Montbriard lança un coup de poing dans le visage de Hutch et il entendit les os de sa main craquer. Puis, il s'élança vers Fox la tête en avant et l'éperonna directement dans la poitrine. Quelque chose craqua encore, et Toto avait maintenant un mal terrible dans la nuque. Puis, sans se soucier d'une réaction, il se précipita vers Tanja pour la réveiller.

Au moment où il allait arracher les câbles et triompher, Hutch s'écria :

— Non ! Ne faites pas ça !

— Non ! il ne faut pas ! confirma Fox. Vous allez l'endommager !

Toto était assez sur les nerfs pour laisser le capitaine Lasalle agir à sa place. Il se lança à nouveau vers Fox qui finissait de se relever et le prit par le cou.

— Faites-le vous ! dit-il à Hutch. Réveillez-la, sinon je lui brise la nuque !

Fox confirma d'un bref hochement de tête, malgré la pression sur son cou.

— Cette violence est inutile, dit Hutch.

— Nous voulons juste le *déphaseur quantique à résonances d'inflatons*... dit l'incorrigible Fox d'une voix de gorge.

— Oui, nous LE voulons, confirma Hutch, tout en agissant sur les potards.

— Nous pensions que vous comprendriez et que vous coopéreriez, dit Fox...

— Oui, nous le pensions, confirma Hutch.

— C'eût été logique, compléta Fox.

— Ne voulez-vous pas sauver l'humanité Capitaine Lasalle ? ajouta Hutch. Ne voulez-vous pas lui redonner l'espoir ?

— Putain, mais vous êtes complètement timbrés les guignols !... Bon ça vient !... Ma patience est épuisée !...

— Encore une minute, dit Hutch... Je rétablis l'équilibre éléctro-chimique.

Au moment où il vit bouger Tanja, Toto repoussa violemment Fox et s'élança vers elle.

Tanja était totalement déboussolée. Son visage était assez déformé pour la rendre méconnaissable. Sans clés pour comprendre ce qui lui arrivait, l'instinct dominait tout son être. Elle pensa en premier qu'elle avait été violée. Au moment où Toto l'agrippa pour l'aider à se relever, elle le repoussa avec toute la violence possible !

— Ne me touche pas sombre merde !

La violence fut tellement inattendue qu'aucun réflexe ni mécanisme de défense ne put contrecarrer la chute. Cependant, Toto fut rattrapé *in extremis* par Fox qui lui planta une nouvelle seringue au niveau de la carotide.

Avant de perdre une nouvelle fois conscience, Toto eut encore le temps d'apercevoir Hutch qui se précipitait pour maîtriser Tanja, avec peut-être un genre de bâton à impulsion électrique, autrefois en usage dans les élevages et les abattoirs.

7

Il y avait maintenant vingt-quatre heures que Tanja van Hove avait disparu. Les réseaux fumaient dans tous les sens et la société du divertissement mettait de la passion à résoudre ce mystère qui changeait le quotidien, le plus souvent fait de simulacres et de petits succédanés.

Néanmoins, comme les spécialistes de l'information le savent, la dispersion était maintenant complète. L'activité des parasites avait atteint son pic de puissance dans l'ordre de la nuisance, si bien que n'importe quelle information utile serait maintenant noyée dans la masse superposée du brouhaha.

Dans le monde d'après-crise, ayant vu la généralisation de la violence auto-régulée, la police n'avait plus vraiment ni les compétences ni même la mission de mener des enquêtes à propos des faits divers. La bourgeoisie vivait dans des bunkers et stipendiait un genre de milice. Le prolétariat et le sous-prolétariat avaient repris droit sur la violence légitime et jouissaient de la faculté de porter des armes : toute provocation justifiait du recours à la légitime défense. La société de surveillance n'avait plus besoin de témoignages. Le plus souvent, la justice était rendue par l'analyse des captations techniques via des intelligences artificielles; le juge n'était saisi que d'une affaire sur cent; pour le crime contre les personnes, le bagne dans les colonies d'Antartctique était la sentence; pour le crime contre les biens, la relaxe était fréquente en échange d'une reconnaissance de dette; la banqueroute était punie par les travaux forcés. Ainsi, l'ordre public dépendait majoritairement du récit et de la mise en scène de l'événement, dont le but était la stupéfaction. Un être figé sur un écran, ou dont l'attention est captée jusqu'à la démence, ne songe jamais à commettre le moindre crime ou à s'adonner au vice.

Partant du constat que la confusion était la règle dans la population comme dans les institutions, seule une personne cherchant une information précise, qu'elle-seule pourrait reconnaître, serait en mesure de détecter un événement caractéristique de nature à faire évoluer l'enquête ; il faudrait être tendu comme une corde de violon dont les propriétés physiques sont telles qu'elle est conçue pour sélectionner la fréquence de résonance qui lui convient le mieux quand l'archet la soumet pourtant à un spectre considérablement large.

Maintenant que le bruit de fond s'imposait à propos de l'enlèvement de Tanja van Hove, les risques d'embrasement furent écartés, dès lors que l'indignation elle-même et la dénonciation de la société du spectacle devinrent inaudibles. La police, dont la mission était essentiellement de contrecarrer le risque terroriste, incluant toute forme de réaction à l'ordre né de la Grande Crise, communiqua sur le fait que, faute d'éléments, elle n'était pas en mesure d'apporter d'éclairage sur la disparition de la jeune actrice.

En revanche, les impacts commerciaux pouvaient être considérables, en particulier quand les industries étaient suspectées de complicité, d'indifférence, ou de négligence. Dès lors, en dépit de l'atomisation des foules, il pouvait se former un mouvement spontané de boycott plus fulgurant et plus dévastateur qu'un *blitz*.

En effet, la société du simulacre avait conduit à un double mouvement, de virtualisation d'une part, et de collectivisation d'autre part. Une entreprise n'était rentable que grâce à son audience et aux données de ses utilisateurs. Leur capital matériel ne représentait en général qu'une fraction congrue en comparaison de leur capital immatériel. Il était donc vitale de satisfaire aux passions de leur clientèle, fussent-elles infondées, farfelues, voire mensongères, parce que dominées par les sentiments contre la justice.

Plusieurs événements s'étaient produits dont l'écho restait inaudible par dessus le capharnaüm parce que les connexions n'étaient pas évidentes. Cependant, corrélés convenablement, ces événements attestaient la proportion du sérieux accordé à toute l'affaire par les industries Arlon Dusk.

Premièrement, Valérie Joconde, *Criticial Risk Assesment Chief Officer*, ou CRACO, des industries Arlon Dusk, avait annulé au dernier moment sa présence au forum annuel de prospective technologique. Le sujet de la conférence où elle devait intervenir était « Éthique et Risques ». Valérie Joconde devait présenter la vision des industries Arlon Dusk à propos du fait croissant que la notion du rapport bénéfice-risque était en train d'achever sa transition d'une vision libérale et individuelle vers une approche totalitaire et collective. Si la position du magnat était connue à propos du primat du libre-arbitre, en revanche, et malgré son poids considérable dans l'industrie, une société de fait s'était imposée où, du berceau jusqu'au cercueil, l'individu n'était plus que la chose exclusive de l'*Établissement*, forme combinée de l'État et de la puissance industrielle.

Deuxièmement, les trois supercalculateurs zettaflop des industries Arlon Dusk, situés à Washington, Stuttgart, et Turin, avaient été activés en même temps, ce qui avait provoqué une baisse globale de la bande-passante transatlantique, et une augmentation très sensible du *ping*, ainsi qu'un taux d'erreurs et une perte de paquets tels qu'il n'en avait plus été constatés depuis l'emballement responsable du *black-out* survenu durant l'hiver 2024. Le record du volume de données échangées dans une seule heure fut battu de deux ordres de grandeur par rapport au précédent.

Troisièmement, Igor Boiteux, le directeur des opérations de la branche énergétique des industries Arlon Dusk, sur ordre du CRACO, avait subitement transmis les instructions d'abaisser de dix pour cent la tension délivrée par toutes les centrales européennes et nord-américaines, ce qui avait provoqué la mise à l'arrêt immédiat de plusieurs usines de moyenne à faible importance.

Quatrièmement, le CRACO avait reçu un rapport inquiétant à propos d'un afflux inattendu d'énergie sur le site ultra confidentiel du laser petajoule de Taverny. En dépit de l'activation du protocole ordonnant la levée du silence radio auquel était astreint le site, aucune réponse n'était parvenue et le silence n'avait pas été rompu.

Cinquièmement, le CRACO avait donné de nouvelles instructions à Igor Boiteux. En particulier de mettre en charge l'ensemble des centrales à gaz de la zone scandinave qui risquait un délestage imminent. D'autre part, les barrages hydrauliques Centre-Europe étaient maintenant en état d'alerte.

Sixièmement, à trois heures d'intervalle, deux hélicoptères avaient atterri sur la propriété d'Arlon Dusk, habituellement inaccessible et protégée par un réseau de défense ultra-moderne qu'aucun État ou Armée au monde ne pourrait s'offrir.

Septièmement, conformément à la clause de réserve d'extraterritorialité prévue par le loi encadrant le secret souverain des affaires, le Ministère de l'Intérieur avait reçu un message de la part du CRACO, dans la forme prévue et impérative, qu'un groupe d'intervention était en cours de constitution dans le but de prendre d'assaut le site de Taverny. La clause d'immunité était aussi invoquée conformément aux normes du nouvel ordre international né du règlement de la Grande Crise de 2023-2025. Par substitution à des poursuites pénales, cette clause, sans aucun recours devant aucun tribunal, prévoyait de plein droit l'application d'un barème d'indemnisations en cas de pertes civiles. Elle était invoquée pour la première fois en France depuis sa ratification.

Huitièmement, un quart d'heure avant la clôture de la bourse de New York, les actions du groupe Arlon Dusk avaient dévissé de huit pour cent, ce qui provoqua aussitôt un afflux supplémentaire d'ordres de vente déclenchés par les ordinateurs de trading hyper-fréquence. À la clôture la capitalisation de l'ensemble des industries Arlon Dusk avait fondu de 25 %.

Enfin, une heure après la fermeture de la bourse de New York, Valérie Joconde convoqua une conférence de presse où elle annonça : « Les industries Arlon Dusk ont le regret de vous informer du décès d'Arlon Dusk. Des précisions seront apportées ultérieurement. »

8

Quand il reprit conscience, Toto Montbriard était à nouveau ligoté sur une chaise. Il restait vaseux et ressentait un état de manque. L'usage répété des seringues avaient davantage de mauvais effets secondaires que la consommation usuelle de *trifalgon*, ou même de *nihilon*.

À une dizaine de mètres, Toto constata que Tanja était réveillée elle-aussi, symétriquement entravée.

— Nous sommes confus que les choses aient dégénéré d'une manière anormale, commença Fox.

— Nous cherchons une manière d'en sortir, compléta Hutch.

— Putain, mais vous êtes qui ? demanda Tanja.

— Putain, mais vous êtes quoi ? corrigea Toto.

— Nous menons le projet *Anthropospermie* pour le compte des industries Arlon Dusk, dont le but est de sauver l'humanité en la disséminant à travers la Galaxie.

— Où est-ce qu'on est ? demanda Toto.

— Sur un site ultra-confidentiel, répondit Fox.

— Top secret ! compléta Hutch.

— Nous aussi... nous voulons que tout se termine bien, dit Toto, étonnement lucide.

— Je vais vous faire mettre une balle dans la tête oui ! s'emporta Tanja.

— Katia, taisez-vous s'il vous plaît... Vous êtes émue, je le comprends... Mais, de grâce, ne proférez pas de menaces que vous n'êtes pas en mesure d'exécuter !

— Je t'inclus dans le lot connard ! Je ne suis pas Katia ! Putain, je suis Tanja van Hove !

— Nous avons déjà eu cette discussion avec ces messieurs, reprit Toto. Je leur ai avoué que j'étais bel et bien le capitaine Lasalle. Ce point est acquis. Ne niez pas ! Ce serait inutile et nous ferait perdre davantage de temps. Nous sommes découverts. Il m'en a coûté un doigt de la main gauche.

— Nous sommes désolés pour cela, dit Fox.

— Nous avons mal interprété les données de la situation, compléta Hutch.

— Putain !... mais c'est une blague à la con ? C'est ça ? s'emporta Tanja.

— Non lieutenant Aubrac, répondit Toto. Nous sommes aussi déjà passés par là. Nous avons conclu de façon définitive qu'il ne s'agissait pas d'un canular.

Toto leva sa main martyrisée autant que le permettaient les entraves et fit plusieurs rotations du poignet.

— Ce serait un bien cruel canular, ajouta-t-il, plus laconique.

— Bande de tarés !

— Ces messieurs veulent qu'on leur communique l'emplacement du *déphaseur quantique à résonances d'inflatons*. Ils ne désirent rien d'autre.

— Nous LE voulons... dit Fox.

— Nous LE voulons, confirma Hutch.

— Quoi ? s'emporta Tanja.

— Katia, lieutenant Aubrac, je sais que, tout comme moi, vous avez été entraînée pour ça, dans le cas où nous serions pris. Mais je vous en conjure, nous avons dépassé ce stade. Vous savez aussi que je ne peux pas vous en donner l'ordre. Reconnaissez que vous êtes le lieutenant Katia Aubrac, officier des communications sur le vaisseau *Astrolabe* des Planètes Terriennes, et nous aurons une chance de nous entendre et de rentrer dans nos foyers sains et saufs.

— Putain, mais toi t'es perché au huitième degré...

— Katia, si vous m'aimez, faites-moi confiance.

Tanja van Hove éclata de rire.

— Putain, mais allez tous vous faire foutre avec votre plan tordu de merde ? C'est quoi, c'est pour me sauter ? Parce que tu es amoureux de Katia Aubrac ? Pauvre malade ! Avec tout ce que tu m'as fait passer pour une conne toutes ces années ? Tu voudrais encore que je t'écoute ?

Les jumeaux suivaient le dialogue de sourds et la circonspection se lisait sur leurs visages.

— Ils savent que le docteur Astéroïde détient la machine, reprit Toto. Ce fait aussi a déjà été établi. Je l'ai reconnu moi-même. Il suffit seulement qu'on leur dise comment trouver le Docteur Astéroïde. Si vous ne dites rien, si vous ne livrez pas votre partie du code sans laquelle je ne peux pas livrer la mienne, ils vont vous torturer pour l'obtenir.

— Libérez-moi ! Maintenant ! hurla Tanja van Hove.

— Lieutenant Aubrac ! Reprenez-vous ! Je ne peux pas vous donner l'ordre de révéler le code, mais je peux vous donner l'ordre de respecter votre uniforme et votre grade !

Tanja van Hove plissa les yeux, darda longuement Toto Montbriard. « Ça y est, elle est en train de comprendre, cette connasse... » se dit-il.

— Nous n'avons plus beaucoup de temps, dit Fox...

— Nous n'avons plus beaucoup de temps, confirma Hutch.

— Ils savent ! dirent-ils en même temps.

— Quoi ? demanda Toto...

— Nous n'avons plus beaucoup de temps pour achever notre mission prioritaire, dit Fox...

— Ils savent, répéta Hutch.

Fox plongea dans le regard de Tanja, puis dans celui de Toto.

— Ne l'écoutez pas ! dit Tanja. Il vous raconte n'importe quoi. Il n'est pas le capitaine Lasalle ! Il s'appelle Toto Montbriard. Antoine mon cul sur la commode des prés de je sais pas quoi du Gange !

Toto leva les yeux au ciel. « Je suis sûr que ce connard de Colorado Duluth lui a donné le nom de Aubrac parce qu'elle lui rappelait une putain de grosse vache... » pensa-t-il.

— Messieurs, ne l'écoutez pas. Elle est confuse à cause des piqûres et des implants que vous avez mis dans nos têtes. Vous lui avez grillé le cerveau.

Fox fronça les sourcils.

— Nous n'avons rien mis dans vos têtes, dit Fox.

— Nous voulions vous le faire croire, compléta Hutch.

— Nous avons modifier vos souvenirs, mais uniquement temporairement avec des impulsions électromagnétiques et un mélange de diverses préparations chimiques, ponctua Fox.

Soudainement, Fox se tourna vers Hutch :

— Qui dit la vérité ? demanda-t-il.

— Indécidable. Tanja van Hove a autant d'occurrences que Katia Aubrac, répondit Hutch.

Se tournant vers les deux prisonniers, Fox s'exclama :

— Nous allons devoir vous faire souffrir.

— Messieurs, nous avons déjà convenu que c'était inefficace, négocia Toto.

— Il vous ment ! s'emporta encore Tanja. Je ne sais pas pourquoi ! Il veut peut-être vous rendre fous ! Il me hait... C'est un *junkie* et un alcoolique. Il déteste la terre entière et toute l'humanité.

— Nous voulons sauver l'humanité, interrompit Fox.

— Nous allons devoir vous faire souffrir pour sauver l'humanité, ajouta Hutch.

— Katia, je vous en conjure une dernière fois, reprit Toto, donnez-moi votre partie du code et nous mettrons un terme à cette histoire. Allons retrouver le docteur Astéroïde et sauvons l'humanité tous ensemble. Je ne pourrais pas empêcher qu'ils vous torturent. Je vous aime Katia, mais voyez, je suis entravé, faites-moi confiance une dernière fois, et tout ira bien maintenant...

Tanja eut une impression étrange. Elle se ferma comme si elle réfléchissait.

— Ils arrivent, interrompit Fox.

— Le temps presse, ajouta Hutch.

— Nous n'avons plus le choix, nous allons vous faire souffrir, compléta Fox.

Fox courut vers la table, ouvrit une mallette en kevlar, et retrouva sans peine le sécateur. Il se précipita sur Tanja, alias Katia Aubrac, puis, de défi, il darda Toto, alias Henri Lasalle, tout en appliquant la pointe du sécateur sous l'œil de Tanja :

— Qui êtes vous ?

— Je suis le capitaine Lasalle, commandant du vaisseau amiral l'*Astrolabe*, de la glorieuse Flotte des Frontières, à l'avant-garde de la lutte opposant les Planètes Terriennes au Grand Empire Galactique.

— Il ment, dit Tanja. Il me hait, il veut que vous me torturiez.

— Il vous aime... Ce n'est pas logique, dit laconiquement Fox tout en relâchant la pression du sécateur. Henri Lasalle ferait tout ce qu'il faut pour sauver Katia Aubrac !

— Ce n'est pas logique ! ponctua Hutch.

— Ce n'est pas le capitaine Lasalle ! supplia-t-elle.

— D'accord, Tanja, tu veux la jouer comme ça ? C'est vraiment ce que tu veux ? Alors oui ! Je suis Antoine Honoré Montbriard Desprez du Cange, un acteur sur le retour, dépressif et fatigué par toute cette comédie. Découpez-la en rondelles, cette salope de salami sur pattes ! Je voudrais qu'elle crève une bonne fois pour toutes ! Allez ! Découpez-moi fissa ce four-à-bite ! Qu'on n'en entende plus jamais parler ! Et surtout débarrassez-nous de ses nichons immondes !

— Vous voyez ?... L'ordure que c'est ! Est-ce que le capitaine Lasalle dirait ça ?

— Ce n'est pas logique, dit Fox, presque au bord des larmes.

— Ce n'est pas logique ! ponctua Hutch.

— Les données sont formelles, dit Fox.

— La variance est presque nulle, ajouta Hutch.

— Nous voulons sauver l'humanité, dit Fox.

— Nous voulons sauver l'humanité, confirma Hutch.

— Ils arrivent ! Le temps presse, dirent les jumeaux en chœur. Nous avons promis !

— Vous n'avez qu'un mot à dire Katia, mais il faut que vous le disiez, reprit Toto. Vous serez sauve. Je leur demanderai de vous libérer, et seulement après je leur donnerai le code complet. Vous savez que je ne peux reconstruire le code qu'avec votre clé. Un mot ! Katia ! Ce mot que vous tenez dans le fond de votre être et qui résiste au seuil de la gorge, parce que vous avez été entraînée pour cela. Parce que vous avez engagé votre honneur sur la sauvegarde de ce seul mot, devant les Planètes Terriennes, et surtout devant moi... Je sais que c'est cela qui vous retient... Vous me l'avez dit ce matin... Que vous viendriez avec moi sur Gaïa Prime... Votre serment s'est éteint lorsque vous êtes morte, déjà une fois, dans les bobines Boppe-Cerdan... Votre serment devant les Planètes Terriennes s'est accompli à ce moment-là... La mort dans l'honneur délivre de tous les serments. C'est la loi des armes et du service. Il ne vous reste plus qu'un seul serment qui vous retienne, celui qui vous avez fait par devers moi... Je vous en libère Lieutenant Aubrac ! Je t'en libère Katia !... Ce seul mot que tu retiens, donne-le moi, et tu seras libre... Je garderai la honte et ferai mien le déshonneur des hommes qui ont cédé... Je te l'ordonne, non pas comme chef, parce que je n'en ai pas le droit, mais je te l'ordonne comme amant à qui tu as donné toute ton espérance, de qui tu as pris toute la sienne... Donne-moi ce mot, serait-il le dernier que je devrais entendre de ta bouche... Une fois tu m'as sauvé... Laisse-moi te sauver à mon tour... Tu n'as qu'un mot à dire, mais de celui-ci je ne sais rien... Je suis impuissant sans ce mot qui peut tout... Il te suffit de le vouloir.

— C'est maboule !... s'exclama Tanja.

— Merci Katia ! Tout est clair dans mon esprit ! Je peux maintenant reconstituer le code ! Je le vois ! Comme s'il était gravé dans ma psyché. Vous êtes sauvée et je suis maudit ! Mais je ne le leur donnerai que quand vous serez libre.

— C'est maboule !... répéta Tanja !

— Messieurs ! Libérez-la immédiatement ! Et vous aurez le *déphaseur quantique à résonances d'inflatons*. Vous avez ma parole d'officier. Car maintenant, je suis en mesure de retrouver le docteur Astéroïde. Donnez au lieutenant un téléphone ! Nous l'appellerons quand vous m'aurez confirmé qu'elle est en sécurité. Et alors, ensemble, nous sauverons l'humanité !

Fox et Hutch se regardèrent longuement tout en inclinant périodiquement la tête de quelques degrés, d'une façon symétrique. Toto était suspendu, et aussi inquiet, car son plan était maintenant épuisé.

En même temps, Fox et Hutch retirèrent le badge de leurs blouses. Ils remirent en place ceux où étaient inscrits Alpha et Bêta. Puis, Alpha libéra Tanja, alias Katia, et Bêta libéra Toto, alias Henri.

Toto Montbriard se demandait s'il devait à nouveau tenter un coup de force, au risque de ruiner définitivement le doute et la suspicion qui, bien que cela n'eût pas le moindre sens, paralysaient Alpha et Bêta. Les actions des jumeaux étaient apparemment dominées par une forme de logique, mais l'esprit des deux hommes se grippait devant les paradoxes qui semblaient les empêcher de prendre une décision sur la base d'une information incomplète. Ils mélangeaient à la fois l'enthousiasme et la cruauté qu'on ne rencontre que chez les enfants.

— Où sont mes fringues putain ? demanda Tanja tout en se dandinant pour replacer son string à travers la salopette grise.

« Putain, mais elle ne comprend vraiment rien, cette idiote », rageait Toto.

— Katia ! Ils vous libèrent, je vais rester et tenir ma parole. Messieurs ! Emmenez-la maintenant ! Loin ! Vous l'avez dit, nous avons affaire.

— Putain, si vous croyez...

— Oui ! interrompit Toto à bout de souffle ! Je comprends vos regrets ! Vous vous sentez coupable ! Mais c'était la seule chose à faire, ô mon amour ! Dites-moi que vous m'aimez, et partez maintenant ! Venez m'embrasser une dernière fois, que je parte avec le goût de vos lèvres... si c'est le sort qui m'attend ! Je n'ai pas d'autre désir dans ce monde que de succomber à ce poison et à ce philtre !...

— Putain...

— Ou ne le dites pas ! Vous avez raison ! Ce n'est pas un adieu ! Ils me relâcheront dans quelques heures tout au plus ! Et alors nous nous aimerons... Nous irons sur Gaïa Prime et nous oublierons et la guerre et les hommes !...

Libre de ses mouvement, Toto se précipita sur Tanja :

— Embrassez-moi ! Et disons nous au revoir... Je serai bientôt tout entier vôtre !

Tanja ouvrit des yeux à la fois terrifiés et happés par on ne savait quelles idées qui germaient là.

— Virez tous vos culs ! Emmenez moi d'ici vite ! supplia-t-elle de rage.

— Oui ! Vite ! Et ne dites pas que vous m'aimez ! Surtout pas !

À ce moment, Alpha piqua Tanja et lui mit une cagoule sur la tête.

Toto Montbriard expira un souffle de soulagement.

— Il faut faire vite ! Ils savent ! reprit Alpha.

— Oui, ils savent ! répéta Bêta.

Alpha et Bêta mirent Tanja sur un chariot mobile, et Alpha l'emporta dans la pénombre de cet entrepôt où on distinguait mal. Toto reconnut l'ouverture suivi du claquement d'une porte de voiture. Puis, Alpha revint et dit :

— Maintenant, donnez-nous le *déphaseur quantique à résonances d'inflatons* !

— Oui, nous LE voulons ! confirma Bêta.

Toto Montbriard s'apprêtait à objecter que le marché n'était pas complet, mais Alpha avait déjà appuyé sur sa console et les phares du véhicule s'allumèrent et s'éteignirent aussitôt. On reconnaissait maintenant le ronronnement typique de ces moteurs électriques ultra-puissants. Alpha enclencha une autre séquence en pressant sur des boutons virtuels, et on entendit le roulement des pneus. Les phares se rallumèrent devant une porte qui s'ouvrit sur un couloir éclairé, pareil à ceux qu'on trouverait dans un bunker de science-fiction.

La porte aussitôt refermée, las d'en finir, Toto Montbriard dit :

— Bon, je pense qu'il est temps de se faire confiance. Puis-je avoir la console pour contacter le docteur Astéroïde ?

Alpha manifesta son accord en tirant la chaise pour inviter Toto à s'asseoir, tandis que Bêta opinait.

Toto contourna la table et s'assit. Il vit pour la première fois les écrans qui mobilisaient les jumeaux. Remplis de schémas et de jauges absconses, ils ressemblaient assez à ceux qu'on aurait pu trouver dans les décors de l'*Astrolabe*. Parmi les indicateurs, il y avait trois jauges matérialisées par un dégradé du vert pale vers le rouge vif. En face des trois jauges dont l'extrémité pulsait dans le rouge-vif, il y avait trois noms : Washington, Stuttgart, et Turin. Sur un autre écran, Toto constata le compte-à-rebours d'une séquence mystérieuse, avec un chronomètre figé indiquant 30 minutes. Un message était écrit et indiquait : « synchronisation en attente ».

— Il faut que j'accède au site *Dusktube*, dit Toto. Vous avez internet ?

Bêta pianota sur une console et la page d'accueil de *Dusktube* s'afficha.

Toto n'eut pas de mal à retrouver le film du Docteur Astéroïde que les jumeaux lui avaient montré quand ils étaient venus pour la première fois dans son appartement. Toto se connecta à son compte personnel et, dans la zone prévue pour les commentaires, il écrivit : « Je suis le début et la fin de toute chose ; Imaginez ! ». Puis, il écrivit un message privé :

> Bonjour,
>
> je représente les intérêts du groupe Arlon Dusk et nous souhaiterions acquérir le *déphaseur quantique à résonances d'inflatons*. Quel serait votre prix ? Réponse immédiate exigée. Imaginez !

— Voilà, il nous faut attendre, dit Toto.

— Le temps presse. Ils savent, dit Alpha.

— Ils savent ! confirma Bêta.

À peine, une minute après avoir envoyé son message, Toto Montbriard reçut la réponse suivante :

> Bonjour ! Wahou ! Sérieux ? Le *déphaseur quantique à résonances d'inflatons* ! Je vous le file gratos, si vous m'embauchez ! J'ai toujours rêvé de rejoindre les industries Arlon Dusk ! C'est juste Wahou ! Wahou ! Wahou !

— Le docteur Astéroïde veut que vous l'intégriez au projet, dit Toto. À cette condition, il vous donnera l'appareil.

Alpha et Bêta opinèrent du chef. Aussitôt, Toto écrivit un autre message :

> On passe vous prendre. Emportez les plans et l'appareil. Préparez aussi quelques affaires. L'aventure commence maintenant ! Quelle adresse ? Et comme vous le dites, nous partageons votre enthousiasme : Wahou ! Wahou ! Wahou !

Alpha et Bêta ne s'interrogeaient pas sur le caractère grotesque des messages échangés. La cryptographie était le domaine de leur père, et ils avaient appris que le code le plus difficile à percer restait ce genre de négociations où les mots font références à des données seulement connues par les parties en interaction qui ont chacun leur propre stratégie.

Dès que le docteur Astéroïde répondit qu'il acceptait, Toto communiqua l'adresse du rendez-vous, et dit aux jumeaux :

— Voilà, ma part est faite.

Aussitôt, Alpha piqua encore Toto, sans que celui-là ne résiste, et lui mit une cagoule sur la tête.

9

Valérie Joconde, le CRACO des industries Arlon Dusk, debout et dominatrice devant le pupitre, s'apprêtait à prendre la parole devant un parterre de journalistes, d'influenceurs, et surtout de caméras-drones pavoisées par les logos de toutes les plus grandes entreprises d'info-spectacle.

Au second plan de l'estrade, attestant du caractère sérieux et inhabituel de l'intervention, assis sur des fauteuils d'Empire, se trouvaient : Lakshmi Sellers, le directeur de la division du développement global des industries Arlon Dusk ; Éric Kampf-Merlin, le directeur financier de la *Holding Arlon Dusk Global Future* ; et Charlie « Sharky » Capone, le directeur général du fonds *Purple Rock*, la société financière qui contrôlait à elle-seule près d'un tiers des actifs de la planète, à ce titre le premier actionnaire des industries Arlon Dusk.

— Arlon aimait dire qu'un jour nous vaincrons la mort, commença Valérie Joconde, mais il était assez lucide pour reconnaître que la mort triompherait de lui avant qu'il ait achevé son œuvre... Et comme vous le savez, c'est maintenant un fait : Arlon, notre Arlon, s'en est allé... Et tous, nous sommes orphelins... Tous, nous pleurons... Mais souvenons-nous d'abord qu'Arlon croyait en la vie et en la destinée de l'humanité... Il souffrait de la voir si limitée... Il rêvait d'une humanité généreuse dans la victoire et heureuse dans la conquête, au service de tous les Humains... Il aura travaillé jusqu'au dernier moment à sa grande œuvre... celle-là même qui aura eu raison de ses dernières forces... Il aurait pu se ménager, mais ce n'était pas un homme qu'on arrête... Ses rêves étaient immenses et aucun horizon n'aurait pu les rendre invisibles... Ces rêves, que nous abandonnons souvent quand nous cessons d'être des enfants, lui, ne les a jamais perdus de vue... Il était de ces pionniers qui nous ont sortis de l'âge de pierre... Il œuvrait pour que nous n'y retournions pas... Puisse Arlon encore inspirer ceux qui ont maintenant la charge de poursuivre sa mission vitale ! Mais Arlon était un homme patient, et il savait aussi reculer de manière ordonné, comme l'ont fait avant lui tous les grands stratèges que l'on reconnaît autant dans la victoire que dans la défaite, parce qu'ils savent s'économiser une déroute. Vous l'avez constaté, nous traversons une grave période de turbulence. Le cours de l'action a été violemment attaqué, nous avons été mis en cause sur les réseaux à propos de la disparition de la starlette Tanja van Hove, jusqu'à nous accuser de censure en dépit de nos promesses de ne jamais le faire. Certains disent que nous perdons du terrain et que nos innovations ne tiennent pas leurs promesses. À toutes ces critiques, nous répondrons point par point, dès que le deuil sera passé. Néanmoins, parce que la vie continue et que l'homme voudra toujours ce qu'il veut, nous allons dès maintenant apporter quelques précisions.

Valérie Joconde fit deux pas en arrière. Aussitôt, Éric Kampf-Merlin s'approcha du pupitre, arborant un sourire de trop.

— Je voudrais d'abord m'incliner sur la mémoire de mon vieil ami Arlon, avec qui nous avons accompli tant de belles et profitables choses. Il disait qu'il n'y a pas lieu de confondre les fins et les moyens. Il savait aussi mettre les moyens au service des fins. C'est pourquoi, dans cet esprit, nous allons tout faire pour soutenir le cours des actions et ne pas trahir les investisseurs qui nous ont fait confiance. Un plan détaillé sera communiqué après le temps du deuil, mais sachez que notre attention sera tout entière mobilisée sur trois axes : la résilience, la profitabilité, et l'efficacité. Mais soyez rassurés ! Nous ne cesserons jamais d'innover, parce que c'est notre ADN ! Et comme disait Arlon, les hommes veulent ce qu'ils veulent.

Éric Kampf-Merlin retourna s'asseoir sous les applaudissements. Valérie Joconde s'avança encore devant le pupitre :

— Oui, j'ai oublié de le dire, en raison du deuil, il n'y aura pas de questions, et bien entendu, nous vous demandons de ne pas applaudir.

Puis, Valérie Joconde se recula encore et reprit sa position statique. Charlie « Sharky » Capone s'avança à son tour et prit la parole :

— Merci chère Valérie ! Et d'abord... Merci cher Éric ! Nous reconnaissons bien là ton sens du réel et ton goût pour les solutions pragmatiques. Nous te faisons toute confiance, ainsi qu'à tout le conseil d'administration. Aussi, nous, société *Purple Rock*, qui représentons plus d'un milliards de sociétaires, savons que nous pouvons compter sur les industries Arlon Dusk de qui nous sommes le premier partenaire. Nous vous réaffirmons notre solidarité, et vous assurons de notre concours plein et entier pour le succès de ce plan ! Et comme disait Arlon, n'oublions pas que l'homme veut ce qu'il veut.

À son tour, Sharky Capone regagna son siège pour laisser la place à Lakshmi Sellers.

— Oui, Arlon disait souvent « les hommes veulent ce qu'ils veulent »... Et c'est pourquoi nous ne cesserons de vouloir le leur donner... Et, nous le savons, il n'y aura pas de résilience sans innovation. En avant-première, je vous annonce une nouvelle version révolutionnaire des mannequins de loisirs anthropomorphes, qui, dès la saison prochaine, seront dotés de la parole et du moyen de prendre quelques initiatives basiques. D'autre part, les casques de virtualité verront leur puissance plus que doublée et les capteurs sensoriels décuplés, garantissant une immersion presque sans limite dans les mondes et les lieux où chacun d'entre nous pouvons vivre des aventures uniques. Et bien d'autres choses encore. Nous ne renonçons pas non plus à la prise de risque, mais néanmoins nous allons réorienter quelques ressources du projet phare d'Arlon, qui rêvait d'*Anthropospermie*... Il va nous falloir réévaluer la stratégie et ralentir un peu la cadence, mais nous voulons toujours conquérir les étoiles et les mondes. Cela prendra plus de temps, mais nous devons à la mémoire d'Arlon de poursuivre son œuvre. N'en doutez pas, l'humanité sera un jour dans les étoiles !

Lakshmi Sellers serra le poing et les lèvres, puis retourna à son siège et croisa les jambes.

En s'avançant à nouveau vers le pupitre, Valérie Joconde mesurait combien, ici même, entre ces quatre individus, les intérêts étaient contradictoires ; la guerre de succession était commencée.

— Vous l'avez compris, les industries Arlon Dusk resteront ce qu'elles sont depuis leur création, un grand accélérateur de progrès au service de l'humanité. C'est notre conviction et notre engagement ! Enfin, et pour faire taire les dernières critiques, nous voulons vous faire part d'un événement qui, j'en suis sûre, viendra égayer un océan de tristesse : comme nous en avions pris l'engagement, nous avons localisé Tanja van Hove. À l'heure où nous parlons, Tanja est bel et bien libre de ses mouvements. Gageons que les éclaircissements apportés mettront hors de cause les industries Arlon Dusk. Mais réjouissons-nous d'abord de cette bonne fin ! Nous vous remercions tous pour votre attention et nous vous donnons rendez-vous dans le futur !

Dès la retransmission coupée, quelques journalistes levèrent la main mais, insensibles comme des automates, Valérie Joconde et ses acolytes vidèrent les lieux. Sans se saluer, dans un climat de guerre froide, chacun repartit vers ses priorités immédiates.

10

— *Joseph Hildieck n'était pas seulement mon ami le plus cher, c'était aussi un visionnaire... Et nous partagions la même passion pour ce que nous appelions la conquête des infinis... Repousser les limites de la mort était devenu son admirable obsession...*

Le docteur Astéroïde était assis devant le même film que Toto Montbriard avait, en partie, déjà vu et entendu. Toto n'était pas entravé, mais il gisait inconscient, avec une cagoule sur la tête. Pendant ce temps, Alpha et Bêta s'affairaient chacun de son côté. Ils avaient troqué leurs blouses blanches pour des tenues tactiques de type militaire. Alpha supervisaient les écrans de contrôle affichant l'état de charge des trois supercalculateurs zettaflop de Washington, Stuttgart et Turin. Le compte-à-rebours indiquait 19 minutes et 27 secondes, avec le message : « Laser petajoule en charge à 77 %... Onde de conscience stable... »

— *... Joseph avait connu le désespoir quand il était arrivé à la conclusion qu'il serait impossible de sauvegarder la conscience humaine... Pour la simple raison que représenter et numériser un système continu sur un réseau discontinu nécessiterait plus d'atomes qu'il n'y en a dans l'univers tout entier... Si sur le papier, on peut imaginer de représenter l'état cinématique et dynamique d'un système fini par des nombres que l'on écrirait à la suite, cette tâche est en réalité irréalisable en pratique... C'est pourquoi il s'était attelé à développer sa théorie des cryptographies continues...*

Bêta avait démonté le capot en contre-plaqué du *déphaseur quantique à résonances d'inflatons*. Il l'examinait sans s'interroger à propos du caractère rudimentaire de la conception. Il y avait là de gros fils de cuivres, tels qu'on en trouve dans n'importe quel magasin de bricolage. Au centre, sur le fond de la caisse doublée à l'intérieur d'un alliage conducteur des plus quelconques, était vissé un circuit imprimé, lui-aussi d'une apparence classique, connecté à un banal amplificateur d'ondes. D'autre part, un seul des port thunderbolt 8.5 était relié au circuit imprimé, ce qui n'amena aucune question non plus. Bêta s'efforçait surtout de calibrer le scanner et d'ajuster les facteurs de translation d'échelle qui allaient reproduire les plans de la machinerie, jusqu'à la structure même des vis et des colles.

— ... *Joseph était convaincu, et nous étions d'accord sur cette hypothèse, que la conscience, faite des sentiments, de la mémoire, des intuitions, est une onde, certes d'une très grande complexité, mais qu'elle reste contrainte par les limites physiques... et, de ce fait serait réductible par l'analyse de Fourier. C'est à dire que l'onde pourrait être répliquée et sauvegardée, non pas dans une machine de numérisation binaire, mais dans une sorte de cavité résonante qui garantirait la stabilité et la non dispersion...*

Alpha contrôlait toujours les écrans. Son visage était tendu. Le compte-à-rebours marquait 14 minutes et 56 secondes ; le message, passé du vert au jaune précisait : « Laser petajoule en charge à 79 %... Défaut d'énergie... Onde de conscience stable à 99,9998 %... Attention danger... La dégradation ne doit pas excéder 0,001 %... Remédiez... » Alpha pressa un bouton, et, au même instant, les pays scandinaves furent plongés dans le noir.

— ... *Joseph avait compris que ses hypothèses étaient une tautologie... La cavité résonnante capable de reproduire à l'identique une onde de conscience devrait en tout point avoir les mêmes caractéristiques que la cavité d'origine. C'est à dire que la conscience ne pouvait être transférée que dans un être en tout point identique à celui dans lequel elle était née... Ce qui revenait à devoir connaître l'état cinématique et dynamique de chaque atome de l'être d'origine pour en faire une copie conforme, ce qui est encore autre chose qu'un clone...*

Bêta déclencha l'analyse complète du *déphaseur quantique à résonances d'inflatons*, et les plans furent prêts en quelques secondes. Il les examina sommairement, puis les rangea dans une mallette en kevlar. Par acquis de conscience, il lança l'impression d'une maquette conforme via une imprimante 3D de très haute capacité.

— *... Le problème était à nouveau insoluble, même par le clonage... Ce qu'il fallait, c'était réussir à reproduire simultanément l'onde de conscience, et l'état exact de la cavité dans laquelle elle était stationnaire... C'est alors que Joseph comprit que le cerveau lui-même était une collection de cavités, et que chaque aire cérébrale avait ses propres fréquences de résonance qui, à chaque instant, réagissent à une fraction seulement de l'onde de conscience... Dès lors, il chercha quel était le minimum qu'il faudrait répliquer pour que ce qu'il désignait comme « le noyau de la conscience » préserve l'essence féconde de l'être... Joseph aimait la perfection, mais la technologie fait d'autres raccourcis plus efficaces, et nous convînmes d'une solution dégradée en reconnaissant que le clonage resterait malgré tout une solution possible. Joseph conçut alors le projet de transférer une onde partielle dans un clone imparfait... ce qui correspondait bien au maximum d'optimisation que nous pouvions envisager...*

Le compte-à-rebours indiquait 11 minutes et 8 secondes, le message était repassé du vert au jaune et précisait : « Laser petajoule en charge à 89 %... Défaut d'énergie... Onde de conscience stable à 99,9996 %... Attention danger... La dégradation ne doit pas excéder 0,001 %... Remédiez... » Alpha pressa un nouveau bouton, et cette fois-ci, ce fut la Pologne et l'Allemagne, à l'exception du Bade-Wurtemberg, qui furent privés d'électricité.

— *Malheureusement, Joseph n'a pas pu terminer ses travaux, et il s'est bêtement tué dans un accident de laboratoire...*

La vidéo s'arrêta nette. Les yeux totalement allumés, le docteur Astéroïde regarda sévèrement Alpha et Bêta.

— Elle est où la suite ?

— Le temps est épuisé, dit Alpha.

— Ils sont là, confirma Bêta.

Au même moment, la porte de l'entrepôt s'ouvrit et plusieurs véhicules entrèrent en trombe. Indifférent, Alpha ne lâcha pas la supervision des écrans. Le compte-à-rebours indiquait 9 minutes et 42 secondes. Au vert le message de diagnostic disait : « Laser petajoule en charge à 100 %... Onde de conscience stable à 99,9995 %... Attention danger... La dégradation ne doit pas excéder 0,001 %... Remédiez... » Alpha pressa calmement un bouton d'urgence. L'effet fut immédiat, et avant même que les hommes armés fassent irruption depuis les véhicules, le compte-à-rebours passa à zéro et se mit à clignoter. Le laser petajoule s'activa et, en un éclair, irradia de plusieurs micro-impulsions, dis-sept cubes, protégeant chacun une cavité semblable à une boite crânienne, et remplie d'un substrat organique, fluide et compact.

Sans les menacer, accompagnés d'un bruit de bottes et de cliquetis caractéristiques, les hommes armés entourèrent Alpha, Bêta, le docteur Astéroïde, et Toto Montbriard toujours inconscient. Puis les miliciens se mirent dans une position qui ressemblait assez au garde-à-vous militaire.

Sortant énergiquement de l'avant-dernier véhicule, vêtue d'une tenue tactique, Valérie Joconde s'exclama :

— Ils sont là les deux connards ?

Alpha et Bêta se rapprochèrent et se dévisagèrent.

— On peut dire que vous avez foutu une sacrée merde, les frangins !

Puis, s'adressant à un gradé, Valérie Joconde désigna Toto Montbriard.

— Évacuez-le moi, ranimez-le, et mettez-le avec l'actrice. Je vous rejoins quand j'en aurais fini avec les deux connards. Mettez-les à l'aise, donnez-leur tout ce qu'ils veulent, mais refusez-leur tout accès à des communications extérieures. Invoquez la raison d'État, la raison commerciale, tout ce que vous voulez... je m'en tape.

Le gradé, que Toto n'aurait pas manqué de désigner sous

le sobriquet de *Moustache* s'il avait été conscient, choisit trois hommes en les pointant simplement du doigt. Les volontaires s'exécutèrent aussitôt et firent disparaître Toto au moyen d'un des véhicules, en empruntant le même chemin qu'avait suivi Tanja van Hove.

— Bon, lequel des deux connards va maintenant m'expliquer ce que ce type fait ici ? reprit Valérie Joconde en pointant du nez le docteur Astéroïde.

Alpha et Bêta se regardèrent encore.

— Nous l'avons engagé pour nous assister dans notre mission prioritaire, dit Alpha.

— Nous l'avons engagé... compléta Bêta.

— Ah non les frangins ! Hein ! Commencez pas votre numéro de duettistes !

Valérie Joconde darda le docteur Astéroïde.

— Qui êtes-vous ?

— Moi ? Mais je suis le docteur Astéroïde !

— C'est censé me dire quelque chose ? Ou m'impressionner peut-être ?

— Mais je suis l'inventeur du *déphaseur quantique à résonances d'inflatons* !

— Et ça aussi, je suis censée savoir ce que c'est ? demanda Valérie Joconde.

— C'est une technologie indispensable à la mission prioritaire, dit Alpha.

— Indispensable ! confirma Bêta.

— Mettez-lui une balle dans la tête ! dit Valérie Joconde en désignant à Moustache le docteur Astéroïde.

— Quoi ? s'exclama le docteur Astéroïde, en se jetant à genoux sur le sol.

— Attendez ! se reprit Valérie Joconde... Vérifions d'abord ! Est-ce que vous avez bien lu votre contrat d'engagement, docteur Astéroïde ?

— Mais... mais... je n'ai rien signé...

— Bien que sûr que si. Nous avons toutes les preuves. Néanmoins, votre contrat se résume en réalité à une seule clause que je vais vous répéter : « tout manquement au plus strict devoir de réserve à propos des industries Arlon Dusk et de la mission prioritaire se soldera par une balle dans la tête. » Est-ce que vous vous souvenez maintenant avoir signé ça ?

— Euh non...

— Vous être sûr ?...

— Bah non...

— Sergent ! Bastoooooos !

— Ah si... si... interrompit le docteur Astéroïde. Je m'en souviens maintenant. Je suis loyal...

— Je m'en doutais bien. Ce ne sont pas des choses qu'on oublie. Désormais, vous êtes sous les ordres des deux connards et vous êtes officiellement un salarié de la division ultra secrète *Arlon Dusk Infinity*, comme votre contrat l'atteste et le confirmera devant n'importe quel tribunal d'arbitrage en cas de litige. Nous sommes d'accord.

— Euh... puis-je le lire ?

— Vous l'avez déjà fait. Rassurez-vous, nous vous ferons parvenir une copie déjà signée par vos soins. Dois-je vous en relire la clause principale ?

— Euh... non... ça va.

— Maintenant, vous allez être conduit en sûreté. Sergent à vous !

Moustache désigna deux autres miliciens et ils emmenèrent le docteur Astéroïde au moyen d'un autre véhicule.

— Bon, à nous les connards ! Pourquoi est-ce que vous n'avez pas répondu au protocole de rupture du silence radio ?

— Nous avons reçu un ordre prioritaire dans le but d'achever le projet prioritaire, dit Alpha.

— Nous avons reçu un ordre prioritaire, confirma Bêta.

À ce moment, l'écran afficha : « Intégrité structurelle des cubes de conscience vérifiée. Aucune erreur détectée. Durée de vie des batteries de confinement estimée à 5 ans et deux mois. »

— Est-ce que tout est en ordre ? demanda Valérie Joconde.

Alpha et Bêta opinèrent. Puis, Alpha s'installa à la console de contrôle, et pianota rapidement. Au même moment, les trois calculateurs zettaflop furent déconnectés et mis en procédure d'arrêt.

— Un instant... dit Valérie Joconde qui venait de recevoir un appel.

Le téléphone à la main, le CRACO parlait avec Igor Boiteux, le directeur des opérations de la branche énergétique des industries Arlon Dusk. Celui-ci confirma que la charge sur le réseau était revenu à la normal, mais que la situation était catastrophique et qu'il faudrait plusieurs jours pour évaluer les dégâts collatéraux après la privation d'énergie de plusieurs centaines de millions de citoyens. Les clauses spéciales du secret des affaires allaient devoir être invoquées.

— Il faudra certainement plusieurs heures pour rétablir le courant dans le nord et le centre de l'Europe !... Bravo les deux connards ! commenta Valérie Joconde. Je suis bonne pour une autre conférence de presse.

— Nous devons maintenant récupérer les cubes de conscience dans la chambre d'irradiation et poursuivre la mission prioritaire, dit Alpha.

— Nous le devons, confirma Bêta.

— OK, les deux connards, emportez tout ce qu'ils vous faut. Ces messieurs ont ordre de vous évacuer sur le site de Kourou.

Alpha et Bêta opinèrent.

— Tous les éléments sont rassemblés pour la dernière phase du projet prioritaire, dit Alpha.

— Nous sommes prêts ! Nous avons tous les éléments, confirma Bêta.

Valérie Joconde souffla.

— Sergent, emmenez-moi maintenant auprès des acteurs... Qu'on en finisse avec cette journée de merde.

11

Dans la suite panoramique qui donnait une pleine vue sur Paris, confortablement assis devant un cocktail, Toto Montbriard et Tanja van Hove se regardaient en chien de faïence, sans plus d'hostilité. Ils avaient épuisé les griefs et les insultes dès leurs retrouvailles, puis ils s'étaient laissés amadouer par la bienveillance des différents factotums qui s'étaient succédés pour leur bien-être. Coiffure, manucure, massages, soins du corps, médecine, pharmacie, gastronomie, menus cadeaux, costumes, montres de collection, maroquinerie, bijoux, tout y était passé. Déjà, on proposait à Toto de choisir une prothèse bio-synthétique pour remplacer sa demi phalange amputée.

Jamais leur statut social privilégié ne leur avait donné à voir ce qu'était le véritable luxe. Toto Montbriard et Tanja van Hove n'avaient pas encore assez d'imagination pour entrevoir ce qu'ils auraient pu obtenir. La Grande Crise de 2023-2025 avait défait de nombreuses fortunes. Elle en avait fait quelques autres. Mais, par dessus les apparences, il y avait ces forces invincibles qui survivent toujours parce qu'elles voient loin et anticipent le pire en cherchant le meilleur ; celles qui n'ont pas besoin de rêver parce qu'elles ont tout, et qu'elles auront toujours plus, mais qui savent aussi qu'il ne faut jamais cesser de vouloir.

Quand elle rejoignit Toto et Tanja, Valérie Joconde avait laissé tomber l'uniforme tactique et avait remis le tailleur le plus conforme à son autorité et sa féminité, à la fois austère et engageante qui définissait son style. Valérie Joconde était séduisante sans être belle. Toute son apparence, du maquillage discret, à la coiffure toujours impeccable, en passant par le sourire, était le résultat d'une optimisation décidée par les meilleures agences de communication. Le simulacre était éprouvé et avait connu peu d'évolutions depuis les dernières décennies. Même les avatars de la réalité augmentée ne rivalisaient pas encore. Partout présentes dans l'environnement, les images de synthèse triomphaient sur la réalité sauf dans un seul domaine : le vivant. L'homme conservait encore cet instinct animiste où les êtres, plantes, animaux, humains, devaient être vrais pour ne pas désespérer : en la matière le faux était presque toujours reconnu par la conscience humaine.

Tout sourire, Valérie se jeta en avant avec énergie pour serrer la main de Tanja et Toto :

— Bonjour ! s'exclama-t-elle. Nous sommes désolés pour l'attente. Je suis Valérie Joconde, le CRACO des industries Arlon Dusk, et j'espère que vous avez, malgré tout, passé une bonne journée.

À cette idée, presque sortie de l'esprit dérangé des jumeaux Alpha et Bêta, Toto Montbriard frissonna imperceptiblement. Tanja van Hove restait de marbre.

— J'espère qu'on vous a offert tout ce que vous vouliez, et qu'on a satisfait le plus fou de tous vos désirs. Je sais aussi que vous avez de nombreuses questions et que nous abusons de votre patience, mais votre attente est terminée. Nous sommes prêts à donner une conférence de presse, et vos amis vous attendent.

En fait d'amis, il s'agissait de Marie Lewinski, de Stan Durand, et de P. D. Turcotte, conviés pour, au nom des studios *Disflix*, exprimer leur soulagement devant le dénouement heureux, et formuler les remerciements aux industries Arlon Dusk.

— Avant cela, j'aimerais cependant que nous révisions ensemble la manière dont nous allons présenter les faits et résoudre les malentendus, reprit Valérie Joconde.

— Combien ? interrompit Tanja van Hove.

Valérie Joconde était tout sourire :

— Combien voulez vous ?

— Cinquante millions, dit Tanja van Hove en dardant Valérie Joconde.

— Eh bien c’est d’accord ! répondit le CRACO tout en souriant de plus belle.

— Pourquoi pas cent ? enchérit Tanja.

Enthousiaste, Valérie Joconde s’exclama :

— Oui ! Cent !

— Et si on disait deux cents ? osa Tanja.

Sans se départir de son sourire, et ravivant l’énergie rebondissante bien connue de tous ses familiers, Valérie Joconde s’avança vers Tanja la paume en avant.

— Nous sommes donc d’accord pour cent ! Chacun ! On ajoutera deux ou trois petits cadeaux. Disons, comme si j’avais une lampe magique, vous ferez trois souhaits. Ça vous plaira ! Une poignée de main scellera l’affaire.

Valérie était maintenant la main tendue vers Tanja et la dardait de plus belle. La starlette souriait aussi.

— C’est vrai que nous avons passé une bonne journée ! dit Tanja en agrippant la main de Valérie Joconde.

Toto confirma à son tour l’accord, silencieusement. Quelques bribes de sagesse avaient germé à propos des façons les plus efficaces de reconnaître la force, et aussi de renoncer à la vanité de vouloir y résister à tout prix.

— Tu devrais me dire merci ! commenta Tanja.

— Bon ! Voici le scénario ! interrompit Valérie Joconde. Ce sera un jeu d’enfant pour vous. Vous vous êtes échappés en amoureux, vous avez quelque peu abusé des substances et des services proposés par «*Arlon Dusk Resort*», et vous vous êtes si bien évadés que vous avez négligé vos engagements... Enfin, vous improviserez ce dernier point... Après tout, vous êtes des professionnels...

— Allez vous faire foutre ! s’emporta Tanja van Hove.

Toto n’était pas vraiment sorti de l’état de sidération. Il s’amusait presque de voir une nouvelle fois Tanja faire des gamineries.

— Allons, c’est du théâtre ! s’exclama Valérie Joconde. Nous vivons dans un espace gigantesque où tout ou presque est du cinéma !

— Non ! Là les gens penseront que c'est vrai ! s'emporta Tanja.

— Vous croyez ? Selon une étude de notre service *data*, 25 % des gens pensent que le capitaine Lasalle est réel et que nous vivons au vingt-quatrième siècle. Alors qu'en dites-vous ? Un dernier petit numéro, vous voilà riche, et tout rentre dans l'ordre.

— Allez-vous faire foutre ! répéta Tanja van Hove.

— Attention, Tanja, nous avons signé un contrat, dit Valérie Joconde, souriant toujours, agitant l'index comme on gronde un enfant.

— Je n'ai rien signé du tout et je ne renonce à rien !

Valérie Joconde reçu l'affront en accroissant encore les angles de son sourire et le brillant de ses yeux.

— See-eerrrgent ! appela-t-elle avec une scansion enjouée.

Aussitôt, Moustache fit son apparition.

— Sergent ! Soyez aimable et mettez-lui une balle dans la tête, dit Valérie Joconde sans modifier l'intensité de son effrayant sourire.

Tanja ouvrit des yeux gigantesques, si exorbités qu'ils faisaient oublier la taille difforme de sa poitrine.

— Attendez ! se reprit Valérie Joconde. Vérifions d'abord... Alors, Madame van Hove, que décidez-vous ? Vous voulez renégocier les termes de votre contrat ?

— Euh... non... murmura Tanja van Hove.

— Eh bien, nous sommes d'accord pour soixante-quinze millions, et quelques menus cadeaux... Tenez, je vais vous faire inscrire dans la meilleure écurie et vous serez prise en charge par l'un des tout premiers agents de la profession...

— Mais, on avait dit cent...

— Allons, allons... vous êtes dure en affaire, mais je suis plus dure que vous. Bon ! Vous aurez vos cent, mais vous devrez vous tenir la main tous les deux pendant la conférence de presse... Et aussi vous faire deux ou trois petits bisous... Disons trois ! Et surtout vous souriez... C'est important de sourire... Ça met en confiance, et c'est à la base de la civilisation des rapports entre les humains... Et, de grâce, ne me demandez pas une troisième fois d'aller me faire foutre !

— Il me faudra quelques cachets... commenta laconiquement Toto.

— Mais, comme il vous plaira ! s'exclama Valérie Joconde.

— Moi aussi, murmura Tanja en se mordant les lèvres de rage.

Le sourire de Valérie Joconde avait atteint son paroxysme d'intensité.

— Allons ma chère, faites attention, nous allons devoir vous refaire le maquillage... Rappelez-vous que vous êtes une professionnelle ! Songez que nous le sommes tous, et que nous jouons le rôle qui nous est dévolu. La seule différence ici, c'est que personne ne peut dire : « Coupez ! », ni écouter vos jérémiades avec complaisance et une infinie patience.

TROISIÈME PARTIE

1

« Le diamètre de Gaïa Prime est un peu plus grand que celui de la Terre. Les horizons paraissent plus loin, donnant un sentiment d'immensité. Foisonnant et malmené par la géologie primordiale, les paysages ressemblent autant à la Terre qu'ils sont presque vierges. Sans la technologie, toute colonisation aurait été vaine, car ici dominent la nature et l'hostilité.

« Pour y habiter et neutraliser passagèrement tous les pathogènes inconnus à la biologie humaine, il faut prendre quotidiennement un cocktail savant, précisément dosé pour ne pas devenir à son tour un poison. Sur Gaïa Prime, l'homme est comme ces enfants-bulles sur la Terre qui, même au vingt-quatrième siècle, continuent de naître et voient leurs vies raccourcies, autant à cause des faillites de la médecine, que des facéties de l'évolution, et de l'imprudence aussi.

« Il faudra sur Gaïa Prime de nombreuses générations endogènes pour que l'humain s'acclimate, et sans doute la créature ne sera-t-elle plus vraiment humaine, quand certains caractères auront été avantagés plus que d'autres et que la technologie ne palliera qu'imparfaitement les défauts d'une biologie en mal d'adaptation. D'autre part, la contamination sera symétrique, et la biologie terrienne affectera inévitablement les organismes endémiques. Si les briques fondamentales de la génétique sont universelles, l'ADN ne l'est pas.

« La gravité, la pression, la température, d'aussi banales caractéristiques auront des conséquences sur la sélection des sujets les plus favorisés. Une première image de l'humanité enfin acclimatée sur Gaïa serait peut-être comparable à celle qu'on croise dans les savanes, sous la forme de ce primate curieux, aux yeux doux, longiligne, avec les os larges, aux grandes oreilles, à sang chaud, mais dont la température interne est généralement plus basse que celle des mammifères terriens.

« Plus chaud, le soleil a un spectre encore altéré tel que la bande visible y est différente pour les créatures endémiques que pour les créatures terriennes. Avec une atmosphère plus épaisse que sur la Terre, la couleur du ciel tire davantage sur le vert que sur le bleu, et les plantes sont plus souvent jaunes ou oranges.

« L'Amiral Lasalle aime parcourir et cartographier les espaces, avec une petite navette, ou très souvent à pieds, comme ses ancêtres coureurs des bois dont il conserve en lui une part de l'âme éternelle. L'immensité de l'espace intersidéral lui manque parfois, mais tant que le lieutenant Katia Aubrac-Lasalle est dans ses bras, à leur réveil, dans l'aurore des matins moites, et qu'elle demeure aussi enthousiaste que courageuse, l'Amiral Lasalle ne regrette pas d'avoir renoncé au commandement et à la gloire. « Les hommes de paix, ne sont pas les hommes de guerre », se dit-il quelquefois.

« Certes, le monde avance et est moins lisse. La vitalité et la passion excitent parfois de dangereuses ambitions. Alors, quelques crises l'ont fait sortir de sa réserve pour des missions spéciales, où les rebondissements et les initiatives ne manquent pas, mais cette vie n'est plus vraiment la sienne.

« L'Amiral Lasalle a de l'âge et il rêve encore parfois de fonder une famille. Katia hésite. Elle ne veut pas prendre le risque de perdre un enfant. Car la vie reste dure sur Gaïa Prime.

« Au début, parmi les premiers colons, la mortalité infantile a été très importante, en dépit de la technologie. Maintenant, le plus souvent, les naissances ont lieu sur l'un des orbiteurs des Planètes Terriennes qui veillent très haut dans le ciel. Les enfants ne redescendent qu'après plusieurs mois, voire quelques années. Certains colons ne reviennent pas et repartent vers la Terre. La colonisation et l'hybridation s'imposent comme un sacrifice, mais il est inévitable s'il on veut faire de Gaïa Prime un nouveau foyer. »

Toto Montbriard reposa la liasse de feuillets sur la table, puis il se leva et se planta devant la grande baie vitrée qui donnait une pleine vue sur la ville. Il se servit à boire un grand jus de fruits et se remit à contempler l'immensité familière où, en bas, grouillaient des forces de plus en plus asservies, faisant déjà une autre humanité.

Il était rare que les synopsis contiennent autant de détails et ce n'était pas désagréable à lire. Le réalisme, aussi modeste fût-il, était aussi dans le domaine de l'exception. On n'y trouvait plus la sale patte de Colorado Duluth, que plus personne n'avait jamais revu, sans que quiconque ne s'en émût d'ailleurs. Toto reconnaissait que Pacho Macaréna y avait mis du sien pour écrire ce scénario. Étrangement, l'Amiral Lasalle semblait plus familier aussi.

Toto savait qu'on lui proposerait un jour de reprendre le rôle de Henri Lasalle, et il s'était dit qu'il déclinerait avec une certaine jouissance. Alors, au début, il avait écouté Pacho Macaréna avec indifférence, après qu'il lui avait remis le synopsis.

Toto avait reçu Pacho par bienveillance parce qu'il l'aimait bien et qu'il l'avait autrefois bien servi, notamment en lui fournissant régulièrement des cachets de *nihilon*. Et puis, à mesure du dialogue, parce qu'il y avait dans cette fiction une ambiance douce-amère bien accordée à son propre caractère, l'idée avait trouvé son chemin sous la forme d'un « pourquoi pas ? » résonnant autrement qu'« à quoi bon ? »

Un an s'était écoulé depuis la diffusion du dernier épisode de *Capitaine Lasalle*. Parmi un nombre d'autres tout à fait incommensurable, la série était devenue culte et sa postérité recrutait toujours quelques spectateurs nouveaux. Ceux-là devenaient souvent les plus idolâtres d'une fiction qu'ils avaient autrefois négligée.

Pour fêter l'anniversaire, *Disflix* avait organisé ce genre d'émission spéciale où les acteurs sont conviés pour sourire, minauder, s'émouvoir, jouer à tout ce qui fait le simulacre de la nostalgie, et que le public aime bien voir de temps en temps, quand on se demande : « que sont-ils devenus ? »

Si les techniciens, scénaristes, et producteurs ne voyaient jamais leurs carrières entravées, aucun des acteurs, hormis Tanja van Hove, n'avait été engagé sur des projets comparables au *Capitaine Lasalle*.

Pour les délaissés, l'importance et le nombre de leurs rôles avaient décru exponentiellement, et la plupart n'avaient plus le moindre engagement. C'est pourquoi ils furent presque tous remplis d'enthousiasme quand *Disflix* annonça que le premier film dérivé de la série serait enfin tourné, et que le réalisateur et scénariste serait Pacho Macaréna.

Les deux hésitants étaient les seuls qui jouissaient d'un statut spécial : d'une part Tanja, dont le prestige et l'activité s'étaient maintenus, et d'autre part Toto Montbriard, qui avait eu une carrière avant d'être le *Capitaine Lasalle*. Mais la lecture du synopsis avait rassuré Toto, et il ne restait plus que Tanja à convaincre. Or tout le monde savait comment le faire : avec un peu d'argent.

Cependant, ce n'était pas l'agenda du *Capitaine Lasalle* qui occupait le haut de l'actualité. En effet, cela faisait aussi un an qu'Arlon Dusk était mort, et on s'apprêtait à le fêter dignement sur la base de Kourou, malgré l'éclatement de son empire, après que l'une des plus constantes lois de l'histoire avait été respectée : celle qui veuille que les empires survivent rarement à ceux qui les ont faits.

Privilégiés, Toto Montbriard et Tanja van Hove avaient chacun reçu une invitation pour se rendre au cœur de la fête, à Kourou même. Aussi vague que mystérieuse, l'invitation promettait qu'ils assisteraient à un événement qui changerait pour jamais la face de l'humanité.

Les grandes lignes étaient connues. Arlon Dusk les avaient esquissées lui-même dans l'une de ses toutes dernières apparitions. Cependant, ils furent nombreux à penser que les rêves les plus fous étaient morts avec le mégalomane.

En effet, au moment du partage de l'empire d'Arlon Dusk, une certaine confusion avait régné. Si le magnat avait prévu de son vivant ce qu'il adviendrait, s'il s'était employé à contrecarrer l'inévitable, il savait aussi que, très souvent dans l'histoire, le testament n'avait pas été respecté, jusqu'à être déchiré en public quand la force fait le droit.

Aussi, quand il s'était senti décliner, Arlon Dusk avait regroupé dans une fiducie quasiment perpétuelle le petit nombre de ses sociétés dont le capital n'avait pas été ouvert — toutes les entreprises liées directement au projet *Anthropospermie*. Arlon y avait joint aussi son immense fortune personnelle, destinée à rester endormie comme l'épée des rois et des conquérants, jusqu'au moment où elle serait mise au service d'un successeur digne de la vitalité des rêves humains, par delà le commerce et le profit, qui, s'ils sont de nobles buts, ne sont pas les premiers que l'Humanité doit servir.

Valérie Joconde était l'administratrice qu'Arlon Dusk avait désignée pour sa fiducie. Valérie était restée incorruptible et loyale à Arlon, comme une mère à demi folle l'est pour un fils. Elle n'avait jamais compris exactement de quoi il retournait à propos des buts et des actions que menaient Arlon, mais elle avait rempli à merveille un double-rôle, celui d'éteindre les crises et de s'assurer de la loyauté de tous ceux qui servaient son mentor, en particulier dans la bonne exécution en tout ce qu'il commandait.

Quant au reste de l'empire, l'immense capital industriel au service des beaux jours de la société techno-servile, il était tombé dans les mains de Lakshmi Sellers, le directeur de la division du développement global, de Éric Kampf-Merlin, le directeur financier de la *Holding Arlon Dusk Global Future*, et surtout de Charlie « Sharky » Capone, le directeur général du fonds *Purple Rock*.

Il n'avait pas fallu longtemps pour que les activités périclitent et la rentabilité décline au profit d'un ronronnement des plus conformistes. Bien entendu, la part de l'empire d'Arlon Dusk dévolu à l'information, qu'il avait constituée pour contrer la société de la censure, avait subi des transformations radicales. Les modérateurs de la « haine » et la « dictature des règles de la communauté» avaient repris leurs droits, et la liberté d'expression avait reculé du même élan. D'autre part, le nom Arlon Dusk avait été progressivement effacé. *Dusktube* était devenu *Globaltube* et *Duskrumor* tout simplement *Rumor*. Ce n'était pas que de la cuistrerie, Valérie Joconde y tenait aussi, car la fiducie était la seule propriétaire de la marque *Arlon Dusk*. Finalement, après six mois d'une période de transition très houleuse, les industries Arlon Dusk avait été rebaptisées *Impérium* et l'iconographie avait abandonné le bleu ciel de l'horizon et le blanc de la lumière, au profit du rouge et du noir.

En embuscade, contrainte par l'étouffoir depuis longtemps, d'autres sociétés avaient repris le flambeau dans le domaine de l'innovation, mais elles n'étaient que de pâles copies de ce que furent les succès d'Arlon Dusk. Aussi délirante fût-elle, Arlon Dusk avait une vision, quand les entrants voulaient faire fortune. Leur but atteint, ils devenaient les conservateurs les plus enragés.

Tout ceci ne concernait plus Valérie Joconde et la fiducie Arlon Dusk, qui percevrait encore pour quelques temps les dividendes des participations qu'elle avait conservées dans *Impérium*, et dont le capital se dissolvait dans l'accomplissement de l'ultime mission prioritaire. Il n'y aurait qu'un seul essai possible, et il serait mené avec le même état d'esprit que ces conquérants qui brûlèrent tous leurs vaisseaux, parce que reculer serait aussi fatal que de faillir. L'action tout entière tendait maintenant vers son apocalypse. C'était à ce seul objectif qu'œuvrait Valérie Joconde, et dont le dénouement aurait lieu à Kourou.

Après avoir confirmé qu'il viendrait assister à l'Apocalypse, Toto Montbriard alla s'allonger. C'était le milieu de l'après-midi, mais rien ne l'attendait nulle part. Il prit une pilule de *trifalgon*, puis il se posa sur le front une interface qu'il avait obtenue de Valérie Joconde en plus des cent millions. C'était une version prototype et civilisée de cette machine que les jumeaux avait utilisée pour le torturer, et dont le lancement de la phase industrielle avait été annulée après le découpage de l'empire d'Arlon Dusk; il n'en viendrait pas de semblables avant une dizaine d'années au moins, pas tant que les brevets de l'illusion à la mode n'auraient pas été épuisés ; l'organisation de la pénurie restera toujours le meilleur moyen d'optimiser le dividende. Deux choses survivront à la fin du monde : les cafards et le capitalisme.

Toto sélectionna un programme qu'il aimait bien et, après quelques secondes, il fut à nouveau sur l'orbiteur autour de Gaïa Prime, dans les bras du lieutenant Aubrac, énergique, tantôt dominatrice, tantôt servile.

2

Un an auparavant, après qu'il avait vu pour la dernière fois Alpha, Bêta, et cette folle furieuse de Valérie Joconde, Milo Garrigues, alias le docteur Astéroïde, avait attendu dans une salle fermée pendant plus de trois heures. Il n'avait ni cherché à s'enfuir ni tenté d'explorer les environs. Puis, une femme en blouse blanche, tout sourire, était venue le voir et lui avait remis un badge, en lui disant :

— Bonjour, je suis Ariane Dédalus, et je suis votre assistante.

Ensuite, Ariane avait conduit Milo dans une salle blanche, typique d'un laboratoire, avec toutes sortes d'arrivées et de sorties, de fluides, d'énergie, de gaz. La pièce était totalement vide à l'exception d'un bureau sur lequel étaient posés un écran et une console tactile. Ariane avait montré à Milo comment s'identifier et s'authentifier, puis elle lui avait dit :

— Un budget de 50 millions vous a été alloué. En revanche, nous n'avons pas de trace de votre projet de recherche. Vous voudrez bien me le communiquer à nouveau demain ?

Milo avait opiné du chef sans être certain de savoir lui-même s'il déniait ou s'il approuvait.

— D'autre part, au vu du niveau d'habilitation qui vous a été conféré, vous disposez d'un logement sur le site, reprit Ariane. Vous savez que le caractère hautement confidentiel de nos recherches recommande la limitation des déplacements, et jamais sans respecter le protocole de sécurité. Aussi, je m'étonne de ne pas avoir reçu l'ordre de travail pour votre déménagement. Est-ce que vous pourrez aussi me le remettre demain ?

Milo avait approuvé une nouvelle fois de la tête.

— On m'a dit que vous auriez peut-être des questions ? En

avez-vous ?

Milo avait décliné en dodelinant et avec une moue caractéristique du « tout va bien ».

— Très bien ! Nous nous verrons demain alors !

— À... demain... avait répondu Milo.

Le soir-même, par la destruction de toutes ses traces numériques, le docteur Astéroïde avait disparu de la surface visible du métaverse, pour redevenir le docteur Milo Garrigues.

Certes, Milo avait eu l'impression d'être pris dans une série d'engrenages et de tuyaux qui faisaient la mécanique d'une imposture dont il était difficile de savoir où elle mènerait, et, pendant quelques heures, il n'avait pas su quoi faire.

Contraint d'avancer un pas après l'autre, le lendemain, Milo avait bel et bien remis un résumé de son projet de recherche, dans lequel il proposait une série d'expériences visant à l'amélioration du *déphaseur quantique à résonances d'inflatons*.

Puis, Milo n'avait pris aucune initiative pendant plusieurs jours, en dépit du fait qu'Ariane Dédalus le pressait de passer commande des ressources et matériels nécessaires à la conduite des expériences. D'autre part, Ariane s'étonnait de la lenteur à recruter une équipe.

En réalité, Milo Garrigues s'attendait, fait comme un rat qu'il était, à voir débarquer Alpha et Bêta, flanqués de Valérie Joconde et du sergent Moustache, pour lui mettre une balle dans la tête, non sans l'avoir copieusement tabassé avec son jouet en bois que les jumeaux avaient pris pour un véritable appareil.

Ce ne fut qu'après plusieurs semaines, quand rien n'était venu, que Milo Garrigues s'était mis au travail en repartant des conclusions de sa thèse qu'il avait relue, non sans nostalgie. Milo restait persuadé qu'il existait un champ de viscosité qui baignait tout l'espace, et finalement peu importait son origine : brisure spontanée de symétrie, champ de Higgs, conséquence directe de l'inflation cosmologique... ou bien d'autres raisons encore ; au fond, ce n'était que des arguties théoriques. Néanmoins, Milo conservait cette intuition bien assise dans son esprit. Il connaissait aussi les moyens d'altérer la viscosité d'un fluide habituel, tel que de l'huile de cuisine ou du sirop d'érable. Aussi, conscient qu'il était de disposer d'un budget conséquent, et surtout grâce à la proximité du laser petajoule, Milo avait commencé à réfléchir à une expérience concrète.

Un an plus tard, la salle blanche était remplie de matériels divers et nombreux, enchevêtrés dans un savant désordre. D'autre part un personnel foisonnant grouillait : physiciens, électroniciens, ingénieurs, opticiens.

Milo était enfin dans son élément ; celui dans lequel il aurait dû être si la Grande Crise de 2023-2025 n'avait pas conduit à l'annulation de presque tous les budgets publics en recherche fondamentale, dans le même temps que, plus désastreux encore, l'ensemble des universités en sciences sociales avaient fermé.

Désormais, Milo avait presque oublié le docteur Astéroïde. D'autre part, il avait fini par se rassurer, après que personne ne vint jamais demander compte des malfaçons du *déphaseur quantique à résonances d'inflatons*. D'ailleurs, Milo pensait avoir deviné pourquoi. En effet, ceci aurait pu être embarrassant pour beaucoup de monde.

Néanmoins, une chose continuait d'intriguer Milo. Il s'interrogeait encore à propos de la personnalité inhabituelle de Alpha et Bêta Hildieck, et aussi de la familiarité que Valérie Joconde avait exprimée envers eux. Milo n'avait cessé de cogiter, tout comme il restait au dessus de sa tête une épée qui finirait bien par s'abattre, comme on se sert d'un pistolet de Tchekhov.

Milo avait fait quelques recherches et il était arrivé à la conclusion la plus logique : Alpha et Bêta Hildieck étaient en réalité des interfaces *IA* très avancées, sorties des laboratoires les plus confidentiels restés sous le contrôle exclusif d'Arlon Dusk lui-même et de sa garde rapprochée.

D'abord, Milo avait eu la confirmation que Alpha et Bêta ne rendaient compte qu'à Arlon Dusk, et que la proximité de la mort du magnat avait déclenché une série d'événements dont le but avait été de faire accélérer le projet intersidéral d'*anthropospermie*. Dans l'esprit de Milo, l'anthropospermie se résumait à l'intuition nominaliste de ce que peut signifier la dissémination humaine, peut-être rendue nécessaire à cause d'un monde surexploité, et dont la rhétorique avait alimenté l'actualité jusqu'à la Grande Crise de 2023-2025.

Milo savait que l'*IA*, en tant que faculté de prendre des décisions sur la base d'informations incomplètes, était l'une de ces chimères abîmées mortellement dans la statistique pure, au service du conformisme et de la standardisation de la pensée. Les générations futures auront peut-être du mal à comprendre qu'avant d'être abandonnées, les premières intelligences artificielles ne pouvaient pas avoir la faculté de juger du vrai et du faux... car pour une *IA* toute information est une donnée. Aussi en donnant à digérer à une *IA*, non pas un ensemble clos d'informations techniques dans une aire bien définie de la connaissance, mais l'ensemble de ce que produit la société de l'information, il en résulterait nécessairement que le capitaine Lasalle serait réel, alors que Toto Montbriard n'apparaîtrait que comme un élément fluctuant d'un gisement gigantesque et serait éliminer des facteurs d'influence. Partant, avec un nombre élevé d'occurrences dans les données indifférentes au vrai et au faux, des inventions, qui n'existaient que dans l'imagination de quelques scénaristes ou de savant futuristes, pourraient apparaître réelles à une *IA*. D'ailleurs la notion de comédie serait inaccessible à la compréhension d'une intelligence cybernétique parce qu'elle est elle-même simulacre. Le simulacre ne peut pas reconnaître le simulacre, car sinon, en s'identifiant soi-même comme simulacre, le processeur d'une *IA* entrerait dans une boucle d'indécidabilité et passerait outre en négligeant l'information qu'elle traiterait comme un artefact, ce qui conduirait à la corruption fatale des algorithmes. Voilà l'ultime conclusion à laquelle était arrivé Milo Garrigues. En reprenant à son compte le *déphaseur quantique à résonances d'inflatons* dans son scénario, Colorado Duluth avait généré assez d'occurrences indépendantes dans les gisements d'information, d'abord avec la bande annonce du fameux épisode de transition, puis avec l'épisode lui-même, pour rendre le fantasme réel. Admettre cet autre fait serait tout autant embarrassant pour la fiducie Arlon Dusk et constituerait une autre raison pour laquelle personne n'en avait jamais reparlé.

Malgré les interrogations et le sentiment de précarité, Milo Garrigues avait pris son travail au sérieux. Aussi, était-il allé au bout de la conception d'une expérience tout à fait originale qui prouverait qu'il avait raison et qui pourrait peut-être conduire à l'industrialisation d'un véritable *déphaseur quantique à résonances d'inflatons*. En effet, le laser petajoule auquel il avait accès était la machine la plus puissante jamais conçue pour permettre la concentration d'une quantité d'énergie gigantesque dans un volume inférieur à la taille d'un atome. Les calculs de Milo montraient que s'il parvenait à libérer une grande quantité d'énergie dans de telles conditions, il pourrait obtenir une mesure, faible mais quantifiable au delà du doute, du fait qu'il serait possible d'abaisser la viscosité fondamentale de l'espace-temps, et ainsi de brièvement dépasser la vitesse de la lumière ; plus précisément, ceci équivaudrait en réalité à modifier localement la valeur même de la vitesse de la lumière, ce qui, selon son intuition, laisserait consistant absolument toutes les lois fondamentales de la nature, en rejetant aussi tout principe renormalisable ou d'invariance d'échelle.

Le montage expérimental proposé par Milo consistait en un simple appareil optique, proche d'un interféromètre de Mach-Zehnder, soumis à un laser incident d'une puissance modeste, dont le rayon était divisé en deux brins extrêmement fins. Chacun des faisceaux traversait un milieu identique confiné dans un tube à basse pression et fait d'un mélange de di-deutérium et de di-tritium en phase diluée. À l'extrémité de l'interféromètre, les deux faisceaux étaient ensuite réunis pour produire une figure d'interférence caractéristique. L'idée était d'imbriquer un second interféromètre qui diviserait le rayon petajoule en deux faisceaux que l'on ferait se croiser dans l'un seulement des deux tubes remplis du mélange di-deutérium-di-tritium, avec l'espoir de produire au point de rencontre une pression suffisante pour provoquer une réaction de fusion deutérium-tritium. Milo pensait que l'énergie serait suffisante pour induire une transition mesurable du champ de viscosité. S'il parvenait à focaliser le laser petajoule sur le trajet du laser incident, cela se traduirait par une fluctuation brève et mesurable sur la figure d'interférence.

La conception de l'expérience était terminée depuis maintenant trois mois, et Milo attendait encore l'autorisation d'utiliser le laser petajoule. Ariane Dédalus se dépensait sans compter pour faire inscrire l'expérience au planning.

Dans l'attente, Milo s'employait à refaire indéfiniment les calculs. Avec ses ingénieurs, il traqua toutes les incertitudes liées à la conception technique de l'interféromètre. Ils aboutirent à une prédiction d'une portée considérable : les caractéristiques du montage devraient permettre de détecter un écart de seulement 0,001 %, ce qui correspondait à seulement trois kilomètres par seconde. La précision était telle, qu'il ne faudrait pas mobiliser le laser petajoule plus d'une demi-journée, si bien que l'expérience fut enfin inscrite en priorité.

3

L'année passée, les quatre pas de tir de la base de Kourou avaient tourné à plein régime et le nombre record de vols spatiaux fut battu d'un facteur dix.

Reliquat de l'empire d'Arlon Dusk, la société *Arlon Dusk Space and New Frontiers* n'avait pas fait mystère du fait qu'elle préparait une mission spatiale de grande ampleur, et que les tirs successifs avaient pour but d'acheminer toutes les ressources nécessaires vers les deux plateformes de lancements en orbites au point de Lagrange L2.

L'exploration spatiale intéressait peu le public, et on croyait volontiers que l'activité récente concernait enfin la colonisation de la planète Mars, après avoir été le marronnier de toutes les agences spatiales publiques et privées depuis le début des années 2000. Cependant, nul n'avait entendu parler du recrutement de spationautes, de navigateurs, de scientifiques, d'explorateurs, d'ingénieurs, utiles à une telle entreprise. Aussi s'attendait-on volontiers à l'envoi d'une énième mission robotisée.

Confinés sur un site ultra-confidentiel de la base de Kourou, les jumeaux Alpha et Bêta Hildieck avaient mis à profit l'année écoulée pour préparer et équiper les modules destinés à être assemblés directement dans l'espace pour former seize véhicules spatiaux, baptisés sobrement « Voyageur », aptes à entreprendre la colonisation de seize planètes extra-solaires d'une configuration comparable à la Terre, choisies parmi les centaines de milliers de candidates que les télescopes spatiaux de *Arlon Dusk Space and New Frontiers* avaient mises au jour et analysées dans les détails. Grâce au *déphaseur quantique à résonances d'inflatons* qui permettait de voyager à 4,9 fois la vitesse de la lumière, le voyage prendrait entre deux et dix ans suivant la planète ciblée ; la plus proche était à 10 années lumières, la plus éloignée à 50.

C'était entre autres choses ce que Valérie Joconde allait expliquer dans une conférence de presse à laquelle elle se présenta avec un bébé qu'elle portait en écharpe.

— Chers amis, vous le savez, notre ami, notre père, notre mentor, Arlon Dusk nous a quitté depuis un an. Le temps du deuil a passé, et il est venu le moment de révéler ce qu'Arlon a légué à l'humanité. Arlon disait que les Hommes veulent ce qu'ils veulent, et il ne jugeait pas la médiocrité et la taille des ambitions. Humain, il « voulait », comme les autres. Et ce qu'il voulait était un hymne à la volonté la plus fondamentale. Ce qu'il appelait le primat de la vitalité. L'Humain, disait-il, a besoin de conquêtes, et pour cela, il ne lui reste plus que l'espace. Toute espèce est invasive par essence, et si elle renonce à conquérir, elle est vouée à disparaître. Cette idée choquait il y a quelques années encore, avant la Grande Crise de 2023-2025. Aujourd'hui elle laisse indifférent. Et c'est ce que Arlon n'acceptait pas. Il avait le droit de vouloir ce que d'autres ne voulaient pas. Et c'est ce qui, au fond, pour le meilleur et pour le pire, et je crois surtout pour le meilleur, c'est ce qui, au fond, disais-je, a guidé toute l'existence d'Arlon. À l'heure où je vous parle, vont être lancées simultanément quatre fusées *Véronique Ultime Oméga* depuis la base de Kourou. C'est à dire les quatre missiles les plus puissants jamais conçus. Leur mission est d'acheminer les derniers modules qui nous permettront, dans une semaine, de propulser à travers l'espace intersidéral seize véhicules d'exploration et de conquête, vers seize planètes jumelles de la Terre.

Soudainement, le bébé s'agita un peu. Valérie Joconde s'interrompit, regarda l'enfant, le berça doucement, et lui fit un baiser sur le front.

— À bord des seize véhicules, nous n'emporterons aucun être vivant, mais seulement des robots d'assistance primitifs et aux fonctions les plus basiques. Nous n'avons embarqué que du matériel génétique de très haute qualité provenant des meilleurs artistes et savants. Cet ADN sera employé directement sur place pour concevoir les enfants d'un nouveau monde dans des utérus parthénogénétiques de dernière génération. L'éducation des enfants ne sera pas facile, et c'est ce qui nous a posé le plus de difficulté, mais nos robots ne seront pas tellement différents de ceux destinés aujourd'hui à l'éducation dans nos écoles publiques. Ils seront seulement plus exigeants. Beaucoup plus exigeants...

Valérie caressa à nouveau le bébé, puis elle tourna le visage rose et poupon vers l'assistance.

— N'est-il pas magnifique ? Je vous présente Aleph-zéro, le premier clone de Arlon Dusk, né ici sur Terre, et qui sera répliqué, parmi d'autres génies, sur les seize mondes dont nous entreprenons la conquête.

Puis, Valérie Joconde prit une mallette en Kevlar qu'elle posa sur son pupitre. Gênée par l'enfant, elle replaça l'écharpe pour avoir son bras droit totalement libre. Elle déverrouilla la mallette, pris un cube d'où émanait un bleu diffus et le posa sur le pupitre.

— Ceci est un cube de conscience, mis au point par la société *Arlon Dusk Infinity*. Ce cube, d'une structure interne incroyablement complexe, contient une infime partie de la conscience d'Arlon Dusk lui-même, encodée sous la forme d'une onde stationnaire d'une très grande richesse. Cette onde est une vibration cérébrale reproduisant la créativité telle qu'elle s'était développé dans le cerveau d'Arlon Dusk. Nous n'en avons que dix-sept exemplaires, et cela nous a coûté un effort surhumain pour les obtenir. J'en profite d'ailleurs pour exprimer une nouvelle fois les regrets de la fiducie Arlon Dusk pour les dégâts causés l'année dernière durant le *black-out* quand nous avons dû utiliser nos calculateurs zettaflop et le laser petajoule pour temporairement stocker puis reproduire l'onde de conscience d'Arlon Dusk, avec les conséquences que l'on sait, et notamment la perte tragique de nombreuses vies humaines. Nous avions dû agir de toute urgence après la mort d'Arlon, dans le respect de la charte internationale du commerce, et sans ce sacrifice, la mémoire de notre maître aurait été totalement perdue. En souvenir des victimes, je vous propose une minute de silence.

Valérie Joconde s'inclina en prenant une profonde respiration, puis, après une minute exactement, elle but un grand verre d'eau, se mouilla les lèvres, et reprit :

— Vous l'avez deviné, seize de ces dix-sept cubes ont été embarqués et sont maintenant en sécurité sur les seize navettes spatiales. Le dix-septième est pour Aleph-zéro.

Valérie embrassa encore l'enfant.

— Quand les clones d'Arlon Dusk, auront atteint l'âge de cinq ans, nous ne pouvons le faire avant pour des raisons techniques liées au développement de la boite crânienne et du cerveau, à l'age de cinq ans, disais-je, l'aire de la créativité du cerveau sera irradiée avec cette onde piégée dans le cube et que nous sauvegardons avec la plus grande précaution. L'irradiation aura pour effet de littéralement induire dans la cervelle de ses clones, tout le talent créatif que possédait Arlon. Les enfants auront les traits d'Arlon et sa créativité. Cela s'arrêtera là. Ils n'auront, hélas, ni ses souvenirs, ni ses sentiments, ni son langage. Tout ceci restera au libre-arbitre et au développement de l'enfant. Ce qui, sans doute, n'aurait pas déplu à Arlon.

Valérie Joconde reprit un peu d'eau, et dit :

— Voilà, dans une semaine d'ici, l'œuvre d'Arlon sera achevée. La plupart des sociétés de la fiducie seront mises en sommeil. Notre activité spatiale résiduelle, durant une décennie au moins, consistera à acheminer vers les seize nouveaux mondes des modules de ravitaillement, à raison de un par an. Aleph-zéro grandira ici, et jouira un jour de l'immense fortune d'Arlon. Sans doute, beaucoup d'entre nous aurons passé, mais le plus grand créateur de l'histoire de l'humanité se tiendra à nouveau devant les Hommes et leur offrira le progrès qu'ils veulent. Nul ne sait de quoi l'avenir sera fait, mais il reste plein de promesses. Pour aujourd'hui, la tâche est achevée, et l'humanité continuera son chemin sur des terres vierges par delà les étoiles, ces espaces qui donneront toujours à l'Homme le goût et la vitalité de connaître toujours plus loin sans avoir à tout recommencer, parce que c'est ce qu'il veut !

Valérie Joconde s'épongea le front, et baisa encore l'enfant.

— À tous, je dis rendez-vous dans une semaine pour la plus belle fête qu'on n'aura jamais vue !

4

Le jour du grand lancement était arrivé. Au cours de la semaine passée, tous les analystes avaient remarqué un regain d'intérêt considérable pour l'aventure spatiale. Les divers matériels d'observation, du plus simple télescope aux mini stations-drones de haute précision, s'étaient arrachés et les usines tournaient à plein régime pour ne pas rompre l'approvisionnement.

Attenant au contrôle de mission de la base de Kourou, un hangar immense avait été aménagé pour accueillir les convives de la plus grande fête jamais organisée, selon les dire de Valérie Joconde. Beaucoup de gens avaient été invités, et parmi eux, un nombre conséquent de collaborateurs d'Arlon Dusk ou de ses sociétés, en particulier ceux ayant joué un rôle majeur dans la réalisation du projet *Anthropospermie*.

Dans le hangar, plusieurs écrans géants reproduisaient seulement deux images. Sur la première série, on voyait en direct le contrôle de mission en train de superviser le compte-à-rebours. Sur le second, on diffusait des spots, ou des images, ou des extraits d'interventions d'Arlon Dusk lui-même.

À son arrivée, Toto Montbriard fut accueilli par Alpha et Bêta, vêtus d'un smoking, toujours impeccables, aussi jumeaux que les créatures dont personne ne savaient vraiment ce qu'elles étaient. Pour l'occasion, Alpha et Bêta avaient repris leurs perruques, et ils étaient à nouveau les joyeux Rouquemoute et Blondin.

— Capitaine Lasalle ! dit Alpha.

— Amiral Lasalle ! corrigea Bêta.

— Très juste ! ponctua Alpha. Amiral Lasalle !

— Nous allons passer une bonne journée ! s'exclamèrent les

jumeaux.

Toto Montbriard avait dans la tête une réplique qui commençait par « mon petit doigt me dit que... » mais il s'abstint. Sans chaleur, il salua les jumeaux et il se dirigea vers l'un des nombreux bars.

Achalandé comme une corne d'abondance, il y avait dans l'immense entrepôt tout ce qu'on pouvait désirer. Des fontaines faisaient jaillir du champagne. De grands tambours déversaient des cocktails ou des glaces. Des coupes étaient pleines de pilules multicolores. Partout, il n'y avait qu'à se servir.

Même quand on ne le désire pas, l'instinct grégaire s'impose. En reconnaissant Tanja van Hove dont le charme opérait toujours au milieu des grandes foules, Toto se dirigea vers elle. Tanja était de dos, mais une sorte d'intuition devait guider son être.

— Tanja... dit Toto quand elle se retourna à son approche.

— Toto... répondit symétriquement Tanja.

Toto s'avança pour lui appliquer ce genre de baiser sur la joue, à la fois distant et conventionnel.

Puis, apparut Valérie Joconde dans sa configuration « sourire de compétition ».

— Ah voilà le couple le plus éphémère de l'année ! s'exclama-t-elle. Quel plaisir que vous soyez venus ! Vos amitiés respectives nous sont toujours très précieuses ! Il paraît qu'on va bientôt vous revoir dans un de ces films où vous sauverez encore la Galaxie ! Que ferions-nous sans de tels héros pour exciter nos rêves et nous faire sentir ce qu'il y a de satisfaisant à agir avec droiture ?!

— *Mes chers amis, si vous voyez ce film...*

— Ah ! Ça commence ! commenta Valérie Joconde.

— *... c'est à la fois que mon temps est passé, et aussi, je l'espère que mon œuvre est accomplie... J'ai donné au monde ma part du progrès, faite d'ombres et de lumière...*

Toto Montbriard reconnut le même décor qu'il avait déjà vu sur un enregistrement semblable. Il ne se souvenait pas si la tenue d'Arlon Dusk était la même, mais le visage et la voix étaient familiers.

— *... je ne sais pas si le Terrien, l'être qui naîtra sur cette Terre, ira très loin dans l'espace... En tout cas, pas sans être secondé par une technologie qui palliera ce qui fait de l'être vivant une entité symbiotique avec l'endroit où il a vu le jour... ce qui fait toute sa fragilité... Mais l'humanité, elle, peut aller aussi loin qu'elle le désire... C'est dans cet esprit que j'ai conçu un projet d'anthropospermie, qui ne consistera pas en une simple colonisation... la colonisation, comme l'envisageait nos prédécesseurs, paraît hors de portée, tant il sera difficile de survivre même à un voyage de quelques années à travers l'espace, où les environnements sont nécessairement hostiles... Mais qu'en serait-il, si nous avions la faculté de transporter à la fois la matière et la conscience dans des formes inertes, et qu'il nous fût possible de les assembler pour faire naître la vie... Le monde contemporain, solitaire et atomisé, voulait des utérus artificiels, alors j'en ai conçus et je les ai livrés dans les pays qui les voulaient... Peut-être que des enfants sont nés alors qu'ils n'auraient pas pu voir le jour autrement...*

Quelques applaudissements se firent entendre.

— *... Peut-être la souffrance s'est-elle aussi accrue... L'homme veut ce qu'il veut... Il ne m'appartient pas de juger ce qui fait l'ange, et ce qui fait la bête... Ce qui fait l'émancipation, et ce qui fait l'aliénation... Mais je voulais donner à l'Humanité le moyen de faire de grands projets, ainsi que l'opportunité aux Hommes libres de les réaliser... Qui sait ce qu'il adviendra aux Hommes dans leur berceau ? Mais aujourd'hui, nous allons commencer une aventure nouvelle en tant qu'Humanité... Des vaisseaux vont être lancés pour un long voyage, au terme duquel naîtront des centaines d'enfants, engendrés par des utérus parthénogénétiques. Les machines donneront naissance à des clones de personnes illustres et de grands inconnus... Ils seront élevés dans la conscience de leur Humanité... Peut-être que dans quelques siècles, les générations de ces autres mondes n'auront* *plus qu'une lointaine ressemblance physique avec les Humains de la Terre, mais leur Humanité sera bien réelle... parce qu'ils auront notre conscience... faite de passion, de libre-arbitre, de médiocrité et de grandeur... L'Humanité, ce trésor de la création, survivra, par delà nos ambitions, ici et maintenant, par delà nos haines et nos bontés... ici sur cette Terre, parfois rendue folle, mais qui conserve encore quelques ilots de noblesse... Pour entreprendre cette œuvre de salut, nous avons dû repousser les limites de nos connaissances, et si je m'exprime aujourd'hui devant une assemblée telle que la vôtre, c'est pour dire par delà la mort :* Bon voyage !

L'écran se figea, et le contrôle de mission prit la parole :

— Allumage, dans une minute !

Les invités étaient rivés sur un écran télémétrique qui affichait seize jauges et un graphe de trajectoires.

Montée sur une tribune, Valérie Joconde prit la parole et dit dans un micro :

— Chers amis ! Les vaisseaux vont maintenant se séparer du pas de tir et rejoindre leurs orbites de libération, cela prendra environ une heure ! D'ici là, que la fête commence !

La musique retentit. Chacun se resservait abondamment. Des groupes étaient formés, on souriait, on photographiait, on commentait. Certains portaient de ces casques de visualisation qui transforment à son goût l'environnement et qu'on voyait souvent dans la rue, portés par des gens qui ne voulaient plus voir la laideur ou le délabrement d'une société vivace, et dont la part rendue la plus parasitaire par les succédanés et les illusions de la fin de l'histoire était laissée à son sort. Il y avait toutes sortes de gens ici, mais ils ne représentaient au fond qu'une infime partie de l'Humanité, qui, bien que dominante, n'avait plus rien d'aristocratique.

Toto Montbriard s'interrogeait : là-bas, au terme du voyage, qu'adviendra-t-il quand les enfants éduqués par des robots joueront à des jeux où le prestige et la puissance sont la mise ? Au moins sentiront-ils peut-être la force qu'il y a dans la conquête.

« Les hommes de paix, ne sont pas les hommes de guerre », disait souvent le capitaine Lasalle dans les simulacres que Toto se plaisait à s'infliger, et quand il pouvait tout tenter avec le lieutenant Aubrac sans risquer de la perdre.

Encore trop lucide, Toto reprit une de ces délicieuses pilules multicolores. Elles n'avaient rien de comparable avec le *trifalgon* ou le *nihilon*, mais elles excitaient la douceur et l'amertume qui font qu'on ne méprise pas la fatalité : si les hommes veulent ce qu'ils veulent, ils font surtout ce qu'ils peuvent.

Soudainement, Toto aperçut Rouquemoute et Blondin qu'il avait longtemps perdus de vue. Les jumeaux se déhanchaient symétriquement au rythme de la musique, tout en agitant leurs perruques et en faisant avec leurs bras de grands moulinets au dessus de leurs têtes. Sans doute, passaient-ils une bonne journée au paradis. Qu'étaient-ils vraiment ? Des clones de Joseph Hildieck ? Ses enfants ? Des robots ? Des êtres sortis mal finis d'un utérus parthénogénétique ? Des interfaces *IA* ? Juste deux jumeaux avec un syndrome génétique rare de type Asperger ? Des psychopathes ? Impossible à dire. Ils s'étaient montrés aussi cruels que naïfs, un peu comme des enfants.

Parmi tous ceux ayant un avis sur la question, Milo Garrigues alias le docteur Astéroïde manquait à l'appel. Milo avait bel et bien été convié, en tant qu'inventeur de ces étranges boites en bois qu'on avait installé au milieu de la motorisation, et dont les ingénieurs circonspects n'avaient pas osé questionner la conception.

Cependant, Milo avait préféré rester sur le site de Taverny et contemplait son œuvre véritable. Sur le million d'impulsions du laser petajoule qu'il avait envoyées dans son interféromètre, un nombre suffisant d'événements avaient été enregistrés pour prouver que, sur une distance d'un angström environ, la vitesse de la lumière avait été accrue d'un facteur un tiers. C'était un résultat au delà de toute espérance puisqu'il montrait qu'il était possible, au prix d'une énergie considérable, d'altérer localement la viscosité de l'espace-temps. La voie d'une nouvelle physique était ouverte. Néanmoins, tout autour, parmi ses collaborateurs, l'enthousiasme de Milo n'avait eu aucun sens, y compris pour Ariane Dédalus. Car ils savaient bien que Milo était un génie bien réel parce que son invention équipait déjà les seize vaisseaux qui allaient féconder la Galaxie avec l'Humanité. D'ailleurs, Ariane Dédalus était venue chercher Milo. C'était bientôt l'heure. Les vaisseaux avaient quitté leurs pas d'amarrage au point de Lagrange L2, et transitaient à quelques dizaines de milliers de kilomètres, alignant leurs angles de poussée vers leurs destinations calculées à partir d'une vitesse de croisière de 4,9 fois la vitesse de la lumière.

Dans le hangar, la fête battait son plein. Au cœur de la furie, Valérie Joconde prenait aussi sa part de gloire. Elle souriait de son rictus si terrifiant, et aussi avec ce sentiment du devoir accompli. Elle savait qu'une autre tâche l'attendait maintenant : élever Aleph-zéro comme une mère aussi exigeante que maternelle, telle que l'avait été la propre mère d'Arlon Dusk. À cet instant, elle constata aussi qu'elle éprouvait de l'indulgence envers Alpha et Bêta, à qui elle souriait, tandis qu'ils se déhanchaient, presque seuls d'ailleurs. Ne contrastaient-ils pas en toute circonstance, dans tous les environnements ?

L'heure était presque épuisée et beaucoup des invités étaient maintenant figés sur les écrans de contrôle à guetter la mise à feu finale. L'instant fatidique se rapprochait. Au moment où l'allumage sera ordonné, il faudra environ cinq secondes pour que l'ordre soit transmis, et cinq secondes pour que l'écho revienne. Puis, voyageant plus vite que la lumière, le front d'onde disparaîtra complètement. Le succès de la mise à feu sera paradoxalement caractérisé par la disparition totale des seize vaisseaux des écrans radars.

Sur le site de Taverny, Milo Garrigues suivait aussi les écrans de contrôle, et toute son équipe s'était réunie. Il avait le visage tendu, et il était en sueur. Peut-être que tout irait bien après tout. Milo saisit la main d'Ariane Dédalus et elle lui sourit en croisant les doigts de l'autre main. Le compte-à-rebours venait de passer

H moins dix secondes.

Dans l'entrepôt, la musique avait cessé. Tout le monde retenait son souffle. L'ambiance était donnée par un stroboscope aligné sur une fréquence d'un hertz. Il régnait un grand silence. Tout le monde égrainait dans sa tête à l'unisson du chef de mission, qui commença à compter à rebours depuis dix.

Tous les radio-télescopes orbitaux et terrestres étaient maintenant focalisés sur le point de Lagrange L2, prêts à recueillir les données. Bien des images traversaient les têtes des uns et des autres, qui, partout dans le monde, suivaient l'événement en direct. Quelle chose que l'Humanité ! À zéro, le contrôle de mission ordonna :

— Allumage !

Puis ce fut les dix secondes les plus longues de toute l'histoire terrienne ; les dix dernières peut-être, avant que ne commence l'histoire galactique. Au plus tard à la onzième seconde échue, les vaisseaux auront disparu des radars de contrôle.

La onzième seconde passa, puis la douzième, la treizième, dans un silence de tombe... Et les suivantes tombèrent à mesure que l'angoisse montait. L'écran affichait toujours la trajectoire des seize vaisseaux qui faisaient une jolie gerbe, mais leurs vitesses n'avaient pas varié. La stupéfaction était telle que personne n'osait bouger. Tous fixaient l'écran, sauf Rouquemoute et Blondin qui se dévisageaient. À Taverny, Ariane Dédalus avait lâché la main de Milo Garrigues, et Milo affichait un sourire gêné.

— Nous captons un signal modulé, dans le domaine radio, annonça le chef de mission.

Le signal fut confirmé immédiatement par l'ensemble des radio-télescopes.

— Passez-le ! ordonna Valérie Joconde.

De la musique emplit tout le hangar, et tous les écrans de toute la planète. C'était un *beat* caractéristique des années discos, puis une voix, une belle voix de femme envahit tout l'espace du métaverse :

Viens [1]*, mais ne viens pas quand je serai seule*
Quand le rideau un jour tombera
Je veux qu'il tombe derrière moi...

Les gens se regardaient, et commencèrent à sourire. Reine de ruche au milieu d'hommes beaux, Tanja van Hove se mit à dandiner des fesses, et commença à trépigner comme si elle s'échauffait.

Quelqu'un changea la fréquence du stroboscope pour ajuster le battement au rythme de la musique. Comme, il se doit de toute servitude, la majorité des corps humains oscillaient à la même fréquence. Nombreux étaient ivres et réagissaient, habitués qu'ils étaient à ne rien prendre au sérieux. À des milliers de kilomètres, Milo Garrigues mimait les paroles qu'il connaissait bien et que sa mère chantait si souvent. Ni Milo, ni Ariane Dédalus, ni les autres ingénieurs ne pouvaient résister non plus à remuer leurs derrières.

Viens, mais ne viens pas quand je serai seule
Moi qui ai tout choisi dans ma vie
Je veux choisir ma mort aussi...

Valérie Joconde avait le sourire carnassier des très grands jours et elle commençait à danser sur place.

Toto Montbriard ne pouvait pas détacher ses yeux de Tanja dont il sentait toute l'énergie prête à exploser. Elle avait quelque chose d'admirable dans sa façon de mimer la mort et la déchéance de grandes espérances.

Dans le contrôle de mission, on essayait encore de relancer la procédure, mais rien ne fit. Les vaisseaux filaient maintenant dans les directions de leurs poussées initiales. Aucune télémétrie avancée n'avait été équipée car il aurait été impossible de communiquer durant le voyage. Sur les seize vaisseaux, cinq seulement avaient une vitesse supérieure à la vitesse de libération du système solaire ; ils vogueraient pendant des siècles, et à destination ils ne trouveraient rien, parce que leurs trajectoires avaient

1. *Mourir sur scène*, interprété par Dalida. Paroles de Jeff Barnel et Michel Jouveaux.

été établies sur la base d'une vitesse considérablement supérieure à celle qu'ils garderaient maintenant. Quant aux onze autres, ils allaient s'écraser quelque part dans le système solaire, ou orbiter indéfiniment sur des trajectoires stables par hasard. L'échec était complet.

Il y a ceux qui veulent mourir un jour de pluie
Et d'autres en plein soleil
Il y a ceux qui veulent mourir seuls dans un lit
Tranquilles dans leur sommeil...

Tanja était maintenant déchaînée. Elle dansait en sautant, en remuant les bras, bringuebalant son immense poitrine. Et tout le monde ou presque était entraîné.

Le sourire de Valérie Joconde n'avait jamais atteint une telle intensité, tandis qu'elle se déhanchait comme une démente.

Même Toto Montbriard trépignait, en se disant : « si c'est à ça que ressemble l'Apocalypse, eh bien, au fond, ce n'est peut-être pas si mal... »

Seuls Rouquemoute et Blondin restaient immobiles. Ils se dévisageaient avec cette façon qu'ils avaient d'osciller la tête en opposition de phase.

Moi je veux mourir sur scène
Devant les projecteurs
Oui, je veux mourir sur scène
Le cœur ouvert tout en couleurs
Mourir sans la moindre peine
Au dernier rendez-vous
Moi je veux mourir sur scène
En chantant jusqu'au bout...

Tanja ne pourrait être arrêtée par aucune force. Elle mimait la vie, elle mimait la mort, elle avait en elle cette vitalité humaine si mal employée, mais qui laissait une étrange espérance.

Viens, mais ne viens pas quand je serai seule
Tous les deux on se connaît déjà
On s'est vus de près, souviens-toi

Viens, mais ne viens pas quand je serai seule

Choisis plutôt un soir de gala
Si tu veux danser avec moi...

Valérie Joconde défiait du regard les deux connards qui lui rendaient des yeux bovins qu'elle ne leur avait jamais vus. Elle souriait, puis, tout en dansant, elle se passa l'index sous la gorge, d'une oreille à l'autre, sans cesser de darder les jumeaux. Blondin et Rouquemoute laissèrent tomber leurs perruques et se dévisagèrent encore, la face aussi neutre qu'à l'accoutumée, à la différence près qu'ils étaient plus rouges que deux fers en fusion. Quelque chose déraillait manifestement.

Valérie continuait de danser en reproduisant ce simulacre d'égorgement sans lâcher du regard les jumeaux au bord de s'enflammer. L'humeur de Valérie Joconde était complexe. Elle songeait maintenant surtout à Aleph-zéro, sur qui tout les espoirs reposaient. Puis, elle se souvint aussi que c'était Alpha et Bêta qui avaient produit les cubes de conscience, et elle fut envahit d'un doute immense... Peut-être que l'Humanité resterait encore nue sur sa propre Terre, et pour longtemps...

Dans le contrôle de mission, on était désespéré, mais on battait quand même du pied.

Toto Montbriard riait. Manifestement, Colorado Duluth n'avait rien prévu : pas de solution magique, pas de « rayon mon cul sur la commode », ou quelque invention extraordinaire. Après tout, peut-être aurait-il fallu lui confier la conception et le contrôle de la mission, ou alors au *Capitaine Lasalle*.

L'ambiance était quand même factice. Le monde du simulacre tel qu'il était dans la réalité ne pourrait être approché par aucune fiction... Et pourtant, quelle était déjà la plus belle ruse du diable ?... Peut-être que la meilleure fiction sera de vous faire croire qu'elle n'en est pas une... Le plus puissant des simulacre sera de faire oublier qu'il en est un.

Toto restait dans un état étrange, semblable à la douceur amère que ressentait maintenant l'Amiral Lasalle, qu'il redevenait si souvent quand, grâce à la machine, il plongeait dans cette vie aussi simple que désirable, à laquelle rêvait aussi Arlon Dusk, sans le bruit et la fureur où la bête domine...

Au fond, le capitaine Lasalle et Toto Montbriard se confondaient maintenant, pareils à deux états possibles et superposés, dans leurs passés comme dans leurs devenirs, chacun réel dans deux mondes parallèles. Toto se disait qu'il suffirait peut-être de crier : « Coupez !... » pour reprendre son souffle et revenir à la raison. Mais non, c'était absurde ! Et puis, Tanja était si belle et si triomphante ! Encore valait-il mieux continuer de danser tout en rêvant de mourir sur scène.

FIN

TABLE

Printed in Great Britain
by Amazon

22733732R00126